COURS D'HYGIÈNE ÉLÉMENTAIRE

À L'USAGE

DES ÉLÈVES-MAITRES

DE

L'ÉCOLE NORMALE

DU DÉPARTEMENT DES HAUTES-PYRÉNÉES,

DEUXIÈME ÉDITION

augmentée d'une instruction sommaire sur les asphixies, sur le danger des inhumations précipitées, sur la rage communiquée par la morsure ou piqûre des animaux vénimeux,

PAR

J.-P. GALIAY,

Docteur en médecine, Chirurgien major honoraire, Médecin et Professeur adjoint de l'École normale.

« Il ne s'agit pas de rivaliser avec
» l'enseignement des colléges royaux,
» mais de communiquer aux institu-
» teurs les modestes connaissances
» dont ils peuvent faire l'application
» la plus utile, dans les écoles pri-
» maires. » M. DE SALVANDY. »

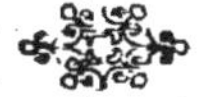

TARBES,

IMPRIMERIE DE F. LAVIGNE.

1847.

Touchant à son heure dernière,
De ta main sans l'affreux secours,
Ses yeux mourants, à la lumière
Allaient se fermer pour toujours!

Au carnage encore échappées,
Deux sœurs fuyaient leur triste sort;
Tu les vois, et soudain frappées,
Ton bras leur donne aussi la mort;
Et dans l'excès de ta furie,

[illegible] donc plus?.. Dieu de
clémence,
Arrête ton bras irrité;
S'il ne craignit point ta vengeance,
C'est qu'il croyait à ta bonté;
Bonté sainte, bonté sacrée,
Nous t'implorons donc aujourd'hui;
Et toi, d'un Dieu mère adorée,
Sois son refuge et son appui.

TARBES. — IMPRIMERIE DE F. LAVIGNE.

COURS

D'HYGIÈNE ÉLÉMENTAIRE.

COURS
D'HYGIÈNE ÉLÉMENTAIRE

A L'USAGE

DES ÉLÈVES-MAITRES

DE

L'ÉCOLE NORMALE

DU DÉPARTEMENT DES HAUTES-PYRÉNÉES,

DEUXIÈME ÉDITION

Augmentée d'une instruction sommaire sur les asphixies, sur le danger des inhumations précipitées, sur la rage communiquée et sur la morsure ou piqûre des animaux vénimeux,

PAR

J.-P. GALIAY,

Docteur en médecine, Chirurgien major honoraire, Médecin et Professeur adjoint de l'École normale.

« Il ne s'agit pas de rivaliser avec
» l'enseignement des colléges royaux
» mais de communiquer aux institu-
» teurs les modestes connaissances
» dont ils peuvent faire l'application
» la plus utile, dans les écoles pri-
» maires. » M. DE SALVANDY. »

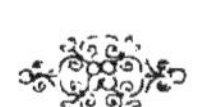

TARBES,

IMPRIMERIE DE F. LAVIGNE.

1847.

AVANT-PROPOS.

Les Écoles normales ont pour mission de former des instituteurs communaux chargés de l'enseignement primaire.

Pour rendre cette importante fonction plus complète et plus généralement utile, on a pensé que les élèves-maîtres devaient acquérir des notions élémentaires sur l'hygiène.

Le soin de cette instruction me fut confié dans l'année 1837 : un premier essai ne laissa aucun doute sur l'avantage réel de cette heureuse innovation ; mais un précédent manquait pour que le succès en fût prompt et assuré : il fallait faire précéder l'hygiène de quelques connaissances, sommaires aussi, sur l'histoire naturelle de l'homme, et apprendre aux élèves à se connaître eux-mêmes d'abord.

Cette mesure approuvée plus tard par M. le Ministre de l'Instruction publique, notre École normale fut pourvue de la *machine clastique d'Auzous*, qui donne aux élèves une facilité singulière d'acquérir des notions bornées, il est vrai, mais suffisantes, d'anatomie et de physiologie, pour une parfaite intelligence de l'hygiène.

Toutefois, pour arriver à ce dernier résultat plus diligemment et plus commodément surtout, il y avait nécessité d'un guide abrégé de l'hygiène, mis à la portée des élèves, qui les disposât à réfléchir sur cet enseignement, leur en facilitât la conception, et les mît à même de pouvoir analyser les leçons qui leur seraient faites sur cette matière.

N'ayant rien trouvé d'élémentaire sur l'hygiène, je crus devoir y suppléer par cet opuscule, résumé du cours qui avait été fait l'année précédente, et continué depuis avec succès et intérêt pour les élèves.

Il ne renferme que des propositions aphoristiques sur les préceptes les mieux appropriés au bien-être sanitaire de l'homme, accompagnées de simples interprétations pour leur connaissance pratique, laissant à l'œuvre des leçons le soin de quelques légers développements venant en aide à ces jeunes intelligences.

L'hygiène ainsi conçue, ne s'occupant que de l'éducation physique et morale dans le but de prévenir les maladies, devrait faire partie de l'enseignement général, pour apprendre à l'homme encore jeune, les moyens de prolonger son existence par le seul bénéfice de la santé ; et, à ce titre, ce petit traité me paraît de nature à faire obtenir ce résultat d'une utilité générale.

MM. Les ecclésiastiques pourraient en faire usage dans l'intérêt de la morale publique et dans celui de la philantropie qu'ils exercent déjà, auprès des habitants des campagnes, dont l'instruction est jusqu'à ce jour trop négligée.

Enfin, MM. les officiers de santé, généralement dépourvus de livres indispensables, à cause de leur prix exagéré, y trouveront les moyens de réparer une omission faite à leurs études jusqu'à ce jour.

L'expérience qui en est faite depuis dix ans dans ce département, nous autorise à croire que cet enseignement d'hygiène élémentaire à l'usage des Écoles normales, aurait pour effet inévitable d'en populariser les bienfaits à l'avantage des classes les plus nombreuses et les moins éclairées de la Société, et de prévenir ainsi, dans les communes rurales principalement, les épidémies calamiteuses et les ruineuses épizooties, dues constamment à l'incurie et à l'ignorance surtout.

Je dois prévenir également que la partie de ce factum qui traite de l'hygiène n'a rien de médical; elle est uniquement prophylactique; elle n'a donc nul rapport avec une foule de traités de médecine populaire et des gens du monde, créés bien plus dans un but de spéculation que dans celui d'une vraie philantropie. Les demi-savants qu'ils peuvent former, restent toujours incapables d'en tirer avantage au profit de l'homme malade; et ces connaissances imparfaites sont mille fois plus préjudiciables que la plus profonde ignorance.

Puissent ceux qui le liront, n'y voir d'autre sentiment que celui qui l'a inspiré, le bien public, et mon but sera rempli.

COURS
D'HYGIÈNE ÉLÉMENTAIRE.

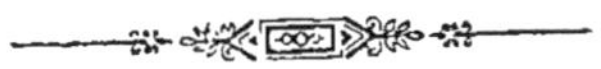

« Une bonne hygiène peut contri-
» buer à l'amélioration de l'homme et
» à l'accroissement de son bonheur.
» CABANIS. »

CHAPITRE PREMIER.

Hygiène — sa division — son objet.

HYGIE chez les payens était la déesse de la santé, d'où on a fait le mot hygiène.

L'hygiène est l'art de prolonger la vie par le maintien de la santé dans l'état le plus prospère : ou bien, l'hygiène est la science qui apprend à connaître et à utiliser, dans un ordre méthodique et réglé, tous les moyens mis à notre disposition, qui contribuent à la conservation de la santé, et prolongent ainsi la vie de l'homme sain.

L'hygiène ne s'occupe que de l'homme sain, parce que la médecine a pour objet l'homme malade.

Conséquemment tout ce qui, dans la nature, peut servir aux besoins de notre état personnellement sanitaire, ou tout ce qui est applicable à l'homme sain, est du ressort de l'hygiène.

Cette science se divise en deux parties. La première s'appelle hygiène générale ou publique; et la seconde, hygiène particulière ou privée.

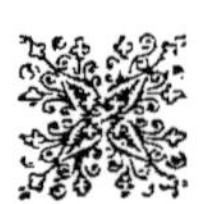

PREMIERE PARTIE.

Généralités sur l'hygiène publique.

L'hygiène générale ou publique concerne l'ensemble de tous les hommes ; elle les envisage dans tous leurs rapports de communauté pour veiller à l'accomplissement des besoins nécessaires au maintien de l'état de société : accomplissement sans lequel la vie sociale ne pourrait exister, et sans lequel l'homme serait errant et sauvage, ainsi qu'il le fut à la création, sorti brut des mains de la nature.

La police sanitaire des lieux et des peuples ressort de l'hygiène publique : elle préside à l'ordre, à l'arrangement et à l'état sanitaire des lieux où les hommes se réunissent en communauté : comme les villes, les bourgs, les villages. Elle s'occupe de tous les édifices publics où les hommes se rassemblent dans un but quelconque, tels que les églises, les séminaires, les hôpitaux, les casernes, les colléges, les pensionnats, et tous ceux où de nombreux rassemblements nécessitent des mesures de salubrité : sa surveillance est surtout indispensable dans les manufactures, les fabriques, les usines, les ateliers où se travaillent des matières minérales, animales ou végétales, dont les émanations peuvent compromettre l'homme dans son existence : ainsi, les lieux où se confectionnent en grand les odeurs fortes et pénétrantes, comme le tabac, les poudres âcres qui s'attachent à la gorge et y produisent des inflammations; les substances narcotiques et stupéfiantes qui portent à la tête et disposent aux affections cérébrales; les distillations des liqueurs spiritueuses, mais principalement des acides minéraux; les métallurgies, d'où se tirent des poisons, comme le cuivre, le cobalt, le plomb, le mercure, l'arsenic et l'antimoine; les souterrains, les carrières, où très-souvent les ouvriers n'entrent que pour y être asphixiés, réclament l'assistance de l'hygiène publique pour prévenir les calamités sans nombre qui surviendraient sans elle. Mais les ouvriers les plus exposés et qui conséquemment nécessitent une attention toute particulière, ce sont ceux qui travaillent des matières animales : les savonniers, les mégissiers, les boyaudiers, les tanneurs, les bouchers et tous ceux qui écorchent des animaux, comme les équarrisseurs; et ce ne sont pas seulement ceux qui mettent ces matières en produit qui ont à souffrir de leur insalubrité, mais encore tous ceux qui avoisinent ou qui habitent trop près de ces établissements. Au nombre des lieux malfaisants qui ressortent de l'hygiène générale, il faut comprendre les fabriques de chandelles de suif, les abattoirs et les cimetières. Ces derniers doivent faire le sujet d'une sérieuse sollicitude; et, comme tous les établissements susceptibles d'exercer quelque fâcheuse influence sur la vie de l'homme, ils doivent être placés loin des populations, au nord ou au nord-est, situation la plus commode, ou la moins défavorable.

On a également signalé la mendicité comme étant du domaine de l'hygiène générale, à cause de la perversité des mœurs, de la fourberie et de l'oisiveté qui engendre tous les vices; mais surtout parce que les mendiants peuvent propager des maladies parmi l'espèce humaine, et aussi parmi les animaux domestiques.

Voilà sommairement l'indication des objets qui entrent dans la première partie de l'hygiène désignée sous le titre d'*hygiène publique ou générale*.

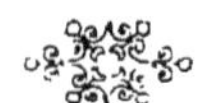

SECONDE PARTIE.

Hygiène personnelle ou privée.

Hygiène privée dit assez que c'est l'homme isolé et en dehors de l'état social qui doit faire le sujet de cette seconde partie. Mais, pour faire une application raisonnée des lois hygiéniques sur l'homme vivant isolément, il est indispensable d'avoir, de celui-ci, des notions assez précises sur son physique, sur ces différents âges et les phases les plus remarquables de la vie; sur les attributs de chaque sexe; sur les divers tempéraments et les idiosyncrasies; également sur les professions et sur la différence des climats que l'homme habite. Cette étude comprend l'homme privé, considéré comme faisant le sujet de l'hygiène.

§ Ier — *L'homme considéré au physique.*

L'étude quoique bien superficielle que nous avons faite de l'anatomie et de la physiologie (1), suffit cependant, pour une juste appréciation des règles de l'hygiène applicables à l'homme et aux animaux domestiques.

(1) L'anatomie est la science qui apprend à connaître les divers organes qui entrent dans la structure du corps humain, ainsi que leur ordre de rapport ou de connexité, et la physiologie enseigne les fonctions de ces mêmes organes.

§ II. — *Des différents âges.*

On compte quatre époques bien distinctes : l'enfance, l'adolescence, la virilité ou l'âge adulte, et la vieillesse. Mais cette division n'a pas paru suffisante, et on a subdivisé l'enfance en deux phases : la première, depuis la naissance jusqu'à sept ans, qu'on nomme première enfance ; et la seconde enfance, depuis sept jusqu'à quatorze, âge où commence l'adolescence ou la puberté. Celle-ci se continue jusqu'à vingt et un ans pour la femme, et vingt-cinq pour l'homme. L'âge adulte, ou virilité, part de ces deux points et se continue jusqu'à cinquante ans pour la femme, époque de la vieillesse, et jusqu'à soixante ans pour l'homme, qui met plus de temps à vieillir. On a encore reconnu trois phases à la vieillesse, sous les noms de verte vieillesse, vieillesse confirmée, et décrépitude. La verte vieillesse date de cinquante ans jusqu'à soixante pour la femme, et de soixante à soixante et dix pour l'homme. La vieillesse confirmée, de soixante à soixante et dix pour la femme, et de soixante et dix à quatre-vingts pour l'homme ; et enfin, la décrépitude part de soixante et dix pour la femme, et de quatre-vingts pour l'homme jusqu'au terme de la vie.

§ III. — *Différence des sexes.*

Par différence des sexes, on entend les caractères qui distinguent l'homme de la femme, et ils sont parfaitement dissemblables au physique comme au moral, ayant des attributs inverses à remplir dans l'intérêt social. L'homme est fortement constitué; il a des membres robustes pourvus de muscles saillants et vigoureux; il est agile et propre à tous les travaux qui exigent un grand déploiement de forces; il est barbu; il a la puissance pour lui, et une voix forte pour commander; il est hardi, entreprenant, audacieux, volontaire et même brutal dans son état de nature et lorsque des habitudes sociales n'ont point tempéré son caractère primordial ou d'origine. L'homme a la tête grande et bien développée, pourvue d'un ample cerveau, qui lui donne la faculté d'une intelligence fort étendue, et le rend apte à tous les travaux de l'entendement. La femme, au contraire, est petitement formée; elle a des membres arrondis, sans apparence de muscles, et conséquemment peu vigoureux; elle est incapable de remplir des travaux qui exigent de la force; elle est imberbe et a une petite voix, ce qui annonce la faiblesse; elle est craintive, timide, peu de chose l'effraie, et le sentiment de sa faiblesse lui donne le ton de la soumission; mais elle a un esprit léger, fin et délicat, en même temps qu'elle a la ruse en partage : facultés qui compensent largement les dons de virilité que la nature lui a refusés. La femme a la tête petite et le cerveau moins développé que l'homme, ce qui la rend impropre aux profondes méditations et aux travaux soutenus de l'esprit. Or, au moral comme au physique, le type de l'organisation de la femme est la faiblesse, condition absolue pour l'œuvre importante qu'elle est appelée à remplir : celle de la régénération de l'espèce humaine, d'abord, ensuite celle de l'appui et de l'éducation de l'enfance, et, enfin, la consolation de l'homme. La faiblesse naturelle et les fonctions départies à la femme la rendent souvent victime d'une foule de maladies et d'infirmités qui nécessitent l'usage continuel des lois de l'hygiène. Que de titres à nos égards, à nos attentions et à notre perpétuelle reconnaissance envers celle de qui nous tenons le jour!

§ IV. — *Des constitutions et des tempéraments.*

Par constitution on entend la forme, le mode d'assemblage ou la disposition générale des parties qui constituent l'homme. Ainsi, dans ce sens, on dit que la constitution de l'homme diffère de celle de la femme; qu'elle est forte ou faible ; régulière ou difforme, et à chacune de ces constitutions se rattache naturellement l'un des divers tempéraments dont l'explication suit :

Des tempéraments.

Par tempérament on comprend le résultat général de la prédominance d'action d'un organe ou de tout un système d'organes, sur tous les autres.

On compte cinq tempéraments primitifs ou naturels :

1° Le tempérament *athlétique,* du mot *athlète,* Grec

d'une force prodigieuse destiné au combat. Ce tempérament pourrait encore être appelé musculaire, parce qu'il est le résultat d'un énorme développement des muscles, ce qui constitue la force d'action chez l'homme.

2° Le tempérament *sanguin*. — Il est caractérisé par l'abondance et la richesse du sang, et aussi par la forte et vive impulsion de son mouvement. Ceux qui portent cette constitution son remarquables par une prédominance d'action dans les fonctions du cœur, des grosses artères et des poumons; ils sont ordinairement gais, d'une imagination ardente, et très-mobiles au physique et au moral.

3° Le tempérament *nerveux*. — Il naît d'un grand développement du *cerveau* et de la *moelle* épinière, et de leurs fonctions exagérées. Ces organes sont l'origine des nerfs, du mouvement et de la sensibilité; c'est en eux que réside la faculté des sensations et des impressions que nous éprouvons. Ce tempérament est plus naturel aux femmes qu'aux hommes; à celles qui habitent les grandes villes, principalement, et surtout si elles vivent inoccupées. Elles se distinguent par une grande susceptibilité, par la légèreté des mouvements et des idées, par une prompte vivacité de sensations, et par l'impossibilité de réfléchir longuement.

4° Le tempérament *lymphatique*. — On rencontre assez fréquemment des hommes de ce tempérament, mais il est plus commun chez le sexe féminin. Il est le résultat de la prédominance d'action dans tout l'appareil glandulaire et lymphatique. On le reconnaît à beaucoup d'embonpoint, à un aspect lâche et mou, à un teint peu coloré, à des membres arrondis, n'offrant aucune saillie musculaire, à une chaleur médiocre, à des sensations modérées, à un esprit réservé et à des affections douces et paisibles.

5° Enfin, le tempérament *bilieux* ou *atrabilaire* des anciens. — Les personnes douées de ce tempérament sont ordinairement pâles, jaunes, maigres, sèches; elles sont haineuses, mais aussi susceptibles d'un grand attachement; elles sont méditatives et toujours préoccupées d'une idée dominante; elles sont communément sérieuses, et même taciturnes ou mélancoliques. Ce tempérament est ordinairement celui des hommes à grand génie, et faits pour la domination et l'asservissement des peuples.

Les cinq tempéraments ainsi spécifiés existent rarement seuls : assez habituellement ils s'entremêlent et se modifient mutuellement, ce qui donne lieu à des tempéraments mixtes participant les uns des autres.

§ V. — *Des habitudes.*

On définit l'habitude chez l'homme, une manière d'être permanente, déterminée par la répétition constante et toujours égale des mêmes actes, des mêmes impressions et des mêmes procédés. Cette disposition, acquise par ces impressions renouvelées et ces actes réitérés, finit par se mettre en harmonie avec nos organes et les force à la loi d'habitude.

§ VI. — *Des idiosyncrasies.*

Les *idiosyncrasies* ne sont ni des habitudes ni des tempéraments; mais ce sont des manières d'être chez quelques personnes, qui déterminent des répugnances ou des antipathies. Ainsi, par exemple, il est des individus qui se sentent affectés ou incommodés par des odeurs, quoique généralement agréables; d'autres s'évanouissent à la rencontre imprévue d'une araignée ou d'une souris, et sans que la volonté y participe; il est des personnes qui, dès leur plus tendre enfance, ont éprouvé de la répugnance pour le vin et qui n'ont jamais pu en boire, même le flairer sans en être incommodées. Ce sont là des idiosyncrasies.

Ces faits sont importants à connaître dans l'éducation de la jeunesse pour bien discerner les cas dans lesquels on peut se permettre de corriger ou de dompter de telles aversions chez les enfants, et pour ne pas employer, avec une indiscrète opiniâtreté, des moyens de contrainte qui pourraient être cause de très-fâcheuses conséquences. L'épilepsie en a été souvent la suite.

§ VII. — *Des professions.*

On entend par profession le genre d'occupations auxquelles se livrent les individus dans leur intérêt particulier, et aussi dans le but mutuel du maintien de la société, qui ne pourrait exister sans elles. Comme chacune de ces professions porte, dans son exercice, un principe destructeur de la vie de l'homme, l'hygiène en fait son domaine pour l'application des règles de cette science qui conviennent à chaque espèce.

§ VIII. — *Du climat.*

Géographiquement parlant, le climat est un espace compris entre les pôles et l'équateur. Mais le sens de cette dénomination est beaucoup plus étendu en hygiène : il veut dire une étendue de pays, n'importe la position dans laquelle toutes les circonstances qui influent sur les corps vivants sont partout à peu près les mêmes; et ces circonstances sont la nature de l'air, des eaux et des lieux; pour les saisons, ce sont les vents, la température ou le degré plus ou moins élevé de la chaleur. Le climat comprend encore l'élévation ou l'abaissement des terrains; la sécheresse ou l'humidité; la fertilité ou la stérilité du sol, et les aliments qu'il produit.

Il y a des climats chauds, des climats froids; d'autres qui, participant des deux, sont tempérés; et, malgré les extrêmes opposés de toutes ces circonstances, l'homme, par la flexibilité de son organisation, a la faculté de changer ses habitudes, d'émigrer et de vivre dans les climats les moins identiques ou les plus dissemblables. Mais cet avantage qu'il a sur les animaux, il le doit aux vêtements dont il se couvre, et aux habitations qu'il se fait pour se garantir des froids rigoureux; il le doit au feu qui le réchauffe, et à l'aide duquel il fait cuire les aliments qui ne seraient point digestibles autrement; il le doit à la faculté qu'il a d'assainir et de cultiver les terres, qui seraient inhabitables sans cela; enfin la vie sociale, dans laquelle chacun apporte son tribut au maintien commun de l'existence, fait que l'homme peut s'accommoder de toute espèce de climat.

Chaque nature de climat imprime sur le physique et sur le moral de l'homme, des traits d'une uniformité presque générale : ainsi, par exemple, dans un climat chaud, il contractera un tempérament bilieux; dans un climat froid et sec, un tempérament sanguin; mais dans les climats tempérés, se verront plus communément les tempéraments mixtes, c'est-à-dire participant les uns des autres.

Les maladies, comme les tempéraments, doivent suivre les variations diverses des différents climats : extrêmes dans les chauds ou dans les froids, les mêmes maladies seront plus nombreuses, plus variées et moins intenses dans les climats tempérés.

De toutes ces considérations suit cette conséquence, que l'application des lois hygiéniques ne saurait être uniforme, et qu'elle doit être modifiée d'après la différence et la divergence des accidents atmosphériques que comporte la nature de chaque climat.

Après avoir traité de l'homme dans toutes ces conditions, comme sujet de l'hygiène, nous allons passer à la matière de l'hygiène.

CHAPITRE II.

De la matière de l'hygiène.

Par ce titre on entend l'ensemble des objets dont l'homme fait usage : on en a fait six classes :

La première traite des phénomènes atmosphériques et des météores en général.

La deuxième s'occupe des vêtements et des moyens de propreté qui s'appliquent sur le corps.

La troisième comprend les aliments, les condiments et les boissons ; elle apprend aussi à se défier des ustensiles de cuisine d'un usage dangereux.

La quatrième traite des sécrétions et des excrétions nécessaires à la santé.

La cinquième enseigne la gymnastique ou les exercices du corps : le sommeil et la veille y sont également compris.

La sixième, enfin, a pour objet les sensations et les facultés de l'entendement.

PREMIÈRE CLASSE.

Phénomènes atmosphériques.

Ce sont l'air, l'électricité, la chaleur et la lumière, et aussi toutes les révolutions régulières ou irrégulières de l'atmosphère. Viennent ensuite les localités et les habitations, ainsi que tout ce qui a rapport à leur salubrité.

L'air est l'aliment de la vie ; il faut que nous respirions ; mais pour que cette fonction puisse s'accomplir, il faut que l'air soit respirable, c'est-à-dire que les trois parties qui le constituent, le *gaz azote,* le *gaz oxigène* et le *gaz acide carbonique,* soient dans les proportions convenables (1).

L'air qu'on respire sur les lieux élevés est généralement le plus salutaire.

L'air sec et chaud n'est pas malfaisant, mais l'air sec et froid est encore plus sain ; l'air chaud et humide est insalubre, mais l'air froid et humide l'est encore davantage.

§ Ier — *De la chaleur et de la lumière.*

On les distingue en naturelles et artificielles.

La chaleur naturelle émane du soleil, qui donne la vie à tout. Sans lui, nous serions dans les ténèbres et dans une atmosphère de glace : c'est dire que nous

---

(1) L'*azote* doit avoir 78 parties, l'*oxigène;* 21, et le *carbone,* 1 seulement.

ne pourrions exister. Nous dirons ailleurs tout l'avantage que nous pouvons tirer de l'insolation ou de l'action directe des rayons solaires sur nous, pour le maintien de notre santé, et aussi les précautions qu'il faut prendre pour que son action trop soutenue ne nous soit pas préjudiciable. La lumière également a une influence bien manifeste sur tous les êtres vivants, puisque, sans elle, nous serions pâles, faibles, bouffis, étiolés enfin, comme les plantes que l'on en prive pour les blanchir et les rendre plus tendres. Pendant l'hiver et durant la nuit, on remplace la chaleur et la lumière naturelles par les artificielles, qui nous sont fournies par le feu. Tout le monde en connaît les usages; il serait oiseux de nous en entretenir plus longuement. Cependant nous devons rappeler que c'est à l'aide de la lumière, soit naturelle soit artificielle, que l'œil a la faculté de distinguer les objets qui nous environnent, et qu'elle ne doit être ni trop intense ni trop faible, pour que l'organe visuel ne soit point lésé dans ses fonctions; ou bien pour que cette faculté de voir ne soit pas amoindrie ou anéantie. Lorsque, par une organisation particulière des yeux, ou encore par les progrès de l'âge, la vue éprouve des aberrations, la physique, par le secours de besicles, nous fournit les moyens d'en régulariser les fonctions; mais il faut bien prendre garde de ne pas donner au hasard le choix de ces besicles, qui doivent être soigneusement adaptées à la nature du besoin.

§ II. — *Des vicissitudes de l'atmosphère.*

Les vicissitudes de l'atmosphère sont un besoin dans la nature; aussi, n'existe-t-il pas sur le globe une contrée où la température et la saison soient constamment les mêmes; car un climat de cette espèce serait inhabitable, parce que la terre ne pourrait rien produire, et que l'homme non plus ne pourrait point se développer uniformément dans toutes les parties de son être : les unes se formeraient aux dépens des autres, et la vie dès-lors serait impossible. Or rien ne peut nous garantir des fâcheuses impressions que les transitions subites du chaud au froid et du sec à l'humide peuvent nous faire éprouver, qu'une forte constitution et aussi l'habitude contractée dans la jeunesse d'endurer les intempéries, et de les braver impunément.

L'électricité et le tonnerre sont des phénomènes atmosphériques qui exercent une influence manifeste sur la vie de l'homme; mais leur étude est plus du ressort de la physique que de l'hygiène.

La grêle refroidit subitement l'air; elle nous expose ainsi à tous les inconvénients d'une transition rapide du chaud au froid. Il faut se garantir des fâcheux effets de ce changement brusque de la température, en se couvrant de vêtements de laine.

La neige, durant sa fonte, est encore plus incommode à la santé de l'homme : d'un côté, parce qu'elle soustrait de l'atmosphère une grande portion de calorique, ce qui rend l'air extrêmement froid, et que, de l'autre, elle le pénètre d'une forte humidité. Dans ce cas, il ne suffit pas d'avoir des habits d'hiver; le feu devient un besoin pour se mettre à l'abri d'une foule de maladies.

La pluie influe de même sur la santé publique par l'humidité qu'elle produit; aussi, doit-on mettre tout en œuvre pour s'en préserver.

§ III. — *Des positions topographiques ou localités, et des habitations selon l'hygiène.*

Localités ou positions topographiques, en hygiène, indiquent le lieu sur lequel on établit sa demeure, envisagé dans l'état de salubrité et d'insalubrité. Ainsi un lieu élevé est toujours plus sain que la plaine et qu'un bas-fond surtout. Le voisinage de grands étangs, de marécages et de vastes forêts rend une localité mal saine; et aussi celui de grandes rivières dont les eaux ne s'écoulent pas librement et avec rapidité. Une localité entourée de montagnes est peu convenable à la santé, parce que l'air ne s'y renouvelle pas suffisamment, et parce que les eaux qui s'écoulent des montagnes doivent inonder le pays.

Toutes ces considérations se rattachent au placement d'une habitation. En outre, celle-ci est bien ou mal exposée, selon qu'elle fait face à tel ou tel point cardinal.

L'exposition du midi au nord est la meilleure; celle du levant est bonne, mais celle du couchant est pernicieuse. On ne doit pas habiter une maison neuve : l'humidité des murailles; l'odeur du plâtre frais, et celle de la peinture, surtout, doivent être soigneusement évitées. Les appartements doivent être vastes en raison du nombre des habitants, les ouvertures, grandes et assez multipliées pour que l'air s'y renouvelle sans obstacle, et que le soleil les salubrifie autant que possible. Il faut éloigner tous les animaux domestiques de la demeure des hommes. Les jardins, les fumiers, les dépôts d'immondices et les latrines doivent être placés au nord ou au nord-est des habitations; et pour les latrines, il ne suffit pas de la position, il faut encore les rendre inodores par les procédés chimiques ou d'architecture connus aujourd'hui (1). Le rouissage du chanvre et du lin ne doit point s'opérer près d'une maison habitée.

DEUXIÈME CLASSE.

Objets de propreté.

On en a fait trois séries. Dans la première sont les objets indispensables à l'homme dans l'état de civi-

(1) On remédie chimiquement aux inconvénients des fosses d'ai-d'aisances, en y versant tous les huit jours un kilog. de sulfate de fer dissous dans un litre d'eau chaude; et cette dissolution doit être plus ou moins forte, selon le nombre des personnes qui habitent les maisons.

lisation : les vêtements ; dans la seconde ce sont les moyens de propreté, les bains et les lotions ; et dans la troisième se trouvent les choses qui ont pour objet d'embellir l'homme, ou de corriger ses imperfections physiques : on les nomme cosmétiques.

PREMIÈRE SÉRIE.

Des vêtements.

La pudeur fait un devoir à l'homme d'user de vêtements ; ils lui sont encore indispensables pour le préserver des intempéries chaudes, froides et humides de l'atmosphère. Les vêtements se distinguent en ceux qui sont bons conducteurs du calorique, et en ceux qui le sont peu, ou point du tout.

Ceux qui sont bons conducteurs du calorique le reçoivent facilement et le cèdent avec plus de facilité ; dès-lors, ils ne sont pas chauds, et ne conviennent nullement en hiver, puisqu'ils ne peuvent pas nous garantir du froid et de l'humidité : ce sont les tissus de lin et de chanvre.

Mais ceux qui sont mauvais conducteurs du calorique, c'est-à-dire qui se refusent à le recevoir et à le transmettre, sont chauds par conséquent, et conviennent en hiver. Les vêtements de cette dernière espèce sont généralement faits avec des matières animales, telles que les pelleteries, les fourrures, la laine, la soie, la filoselle et le duvet.

Les tissus de coton tiennent le milieu entre ceux qui sont bons conducteurs du calorique et ceux qui ne le sont pas : ils sont plus chauds que les tissus de lin et de chanvre, mais ils le sont moins que ceux de laine et d'autres matières animales.

Les étoffes dont on se couvre doivent être d'un bon teint, pour que la teinture, qui récèle fréquemment des matières vénéneuses, ne se dépose pas sur la peau, ce qui pourrait être cause d'accidents.

Les vêtements larges conviennent en été; mais, en hiver, ils doivent être un peu serrés, parce qu'ils conservent mieux la chaleur : toutefois ils ne doivent jamais être serrés au point de gêner les mouvements du corps et des membres, parce qu'il pourrait en résulter de graves incommodités, et même des maladies, s'ils portaient obstacle à la circulation.

Le linge de corps est une partie très-importante du vêtement pour le maintien de la santé; mais il faut en changer fréquemment et toutes les fois qu'il est chargé de quelque impureté.

Pour le choix des habits, il faut moins se régler sur les époques des quatre saisons que sur la température régnante dans notre pays surtout, comme dans tous les climats tempérés, qui sont sujets aux soudaines et fréquentes variations de l'atmosphère.

DEUXIÈME SÉRIE.

Des bains et des lotions

La propreté est une des conditions absolues pour le maintien de la santé ; les bains et les lotions servent à cet usage. On prend des bains entiers ou des demi-bains seulement, selon les dispositions individuelles. Les bains sont chauds, tempérés ou froids. La température d'un bain n'a pas de degré fixe pour le commun des hommes ; elle est toujours relative au mode de sensibilité, à la force ou à la faiblesse de chacun ; c'est-à-dire qu'un bain tempéré pour un individu, serait chaud ou froid pour d'autres. C'est le bain tempéré, ou, en d'autres termes, celui dans lequel on n'a ni chaud ni froid, qu'on emploie généralement comme moyen d'hygiène.

On ne doit rester au bain qu'une demi-heure ou une heure, au plus ; une heure serait trop, si l'on devait en prendre plusieurs de suite, parce qu'ils ont pour effet d'affaiblir. Il faut prendre la précaution de se bien sécher au sortir du bain et avant de s'habiller. Le moyen de rendre le bain plus profitable serait de le faire suivre de frictions sèches ou d'un peu d'exercice. On ne doit jamais se baigner quand on vient de manger, à moins de cas exceptionnels que le médecin seul peut apprécier.

Durant les grandes chaleurs, les bains froids de rivière peuvent convenir non-seulement à la propreté, mais aussi à la santé. Les jeunes gens seuls doivent en faire usage; l'enfance ni la vieillesse ne s'en trouveraient pas bien. Il ne faut pas avoir chaud quand on prend des bains froids; on ne doit pas en mésuser, ni les faire durer long-temps; quelques minutes suffisent; un quart d'heure serait beaucoup. Il est des personnes qui supportent mal les bains; on les remplace avantageusement par des lotions de tout le corps.

Le lavage des mains doit être de tous les instans; celui de la figure doit être journalier; il devrait en être de même pour les pieds : quant à celui de la tête, il est des personnes qui s'en trouvent bien; mais il ne faut jamais en faire usage quand on sue, quand on sort du lit, que l'on vient de faire un exercice un peu actif, ou que l'on s'est agité dans une conversation un peu animée.

TROISIÈME SÉRIE.

Des cosmétiques.

Par ce mot, il ne faut pas entendre les ingrédients divers qui entrent dans la toilette des dames, et qui ont pour objet la conservation de la beauté. En hygiène la dénomination, *cosmétique*, a pour signification le soin et la propreté de diverses parties du corps dans le but du maintien de la santé. Ainsi la chevelure exige des soins : il y a nécessité pour certains individus chauves, de porter perruque ou de faux toupets pour éviter la fâcheuse influence du froid sur la tête ; mais mieux vaut n'en point faire usage, si l'on peut s'en passer. La barbe devrait être faite tous les jours par propreté, d'abord, et pour l'économie du linge, ensuite. La bouche doit faire l'objet d'une sollicitude particulière ; elle doit être rincée tous les jours en se levant ; elle devrait l'être également chaque fois que l'on a mangé. On ne doit jamais faire usage d'aucun acide, quelque faible qu'il soit, si on veut ne pas hâter la destruction des dents. Les ongles doivent être coupés à propos pour ne pas les laisser se charger d'impuretés; rien ne donne un air sale et dégoûtant comme la négligence de ce précepte. Il n'appartient qu'aux hommes efféminés de se parfumer d'odeurs ; d'abord, parce qu'on peut se rendre incommode dans la société, et, en second lieu, que l'on fait supposer de soi, que l'on est mal-sain, puisque l'on prend le soin, ou que l'on se croit obligé de se couvrir d'odeurs. Le meilleur de tous les cosmétiques pour l'homme, c'est l'eau pure et fraîche. Les lotions fréquemment répétées sont infiniment préférables à toutes les recettes de l'art de la toilette, parce que, dans presque toutes, il entre des toxiques ou poisons.

De la propreté selon l'hygiène.

St-Augustin a dit : la propreté est une demi-vertu ! et on peut ajouter : la malpropreté est une source féconde de maladies.

Conséquemment, un des meilleurs moyens de se maintenir en santé, est d'observer une propreté décente sans être efféminée, sur son corps, sur ses habits et dans ses habitations.

Ce précepte qui n'admet pas d'exception, reçoit cependant une plus rigoureuse application dans l'enfance et la vieillesse, et en général chez toutes les personnes d'une peau fine et délicate, ou qui sont pourvues d'organes sensibles susceptibles de vives impressions.

La transpiration habituelle, appelée *insensible,* ne peut s'effectuer sur la peau tapissée de crasse et de saletés. Dans cet état, les humeurs viciées que la nature s'efforce de rejeter au dehors, restent dans le corps; elles dénaturent le sang, et donnent lieu à des incommodités et même à des maladies que moins de négligence aurait évitées.

La malpropreté dans les vêtements, dans les lits, et dans les habitations vicie l'air qui nous environne, et devient une cause permanente d'affections de tout genre.

La saleté est la compagne ordinaire de l'indigence; mais elle n'en est pas l'obligée; elle est toujours le résultat de l'incurie et de la paresse : car les gens pauvres ne sont pas dispensés de se laver fréquemment, ni de changer régulièrement de linge. La pauvreté n'est pas un obstacle absolu aux soins qu'exigent les vêtements et les lieux qu'elle habite. Le maintien de la propreté aurait un double avantage : celui de la conservation de la santé, d'abord ; et ensuite, celui d'inspirer aux enfants une vertu d'habitude, qu'ils conserveraient dans la suite, comme un besoin de leur existence. Et, si, comme on dit, la nudité est la livrée du peuple, la propreté aussi, est le sauf-conduit du pauvre.

La classe ouvrière si digne d'intérêt par les services qu'elle rend à la société, et trop peu considérée cependant, est presque généralement abandonnée dans sa stupide et grossière ignorance qui ne lui permet de trouver de bonheur et de satisfaction que dans les brutales jouissances de ses goûts désordonnés : — Aussi, manger et boire surtout avec excès, se livrer au jeu et à toute espèce de dérèglement et de vices ; consommer en un jour le fruit du travail de toute la semaine, sans idée de l'avenir ; n'appréciant d'autres dépenses ou d'autres besoins que ceux de la taverne et de la débauche, voilà sa condition ordinaire. Il résulte de cet abandon que les enfants élevés sans soins et livrés à leurs penchants sous l'impulsion du mauvais exemple ne peuvent contracter que les goûts des vices et de la saleté, source de toutes les misères de la vie.

Un travail bien réglé au contraire, l'ordre et l'économie dans les ménages, la propreté en toutes choses et une éducation relative des enfants, procureraient l'aisance et la santé : une moralité plus pure en serait la conséquence nécessaire, et la société en deviendrait meilleure.

MM. les Instituteurs, vous devez rigoureusement exiger un maintien décent et la propreté des enfants confiés à vos soins, et non pas seulement par des préceptes ; vous le devez surtout par votre exemple personnel qui parle toujours plus haut que le langage des remontrances et de la recommandation.

TROISIÈME CLASSE.

Des aliments.

Il en est de solides et de liquides : ce qui les a fait distinguer en aliments proprement dits et en boissons. Les assaisonnements sont également compris dans les aliments : ceux-ci, introduits dans nos estomacs, subissent diverses élaborations et modifications digestives, qui les assimilent ou les transforment en notre propre substance, dans le but de réparer les pertes que nous faisons à tout instant.

Les aliments sont tirés du règne animal et du règne végétal.

Du régime animal.

Les aliments tirés du règne animal sont plus substantiels et plus nutritifs que ceux du règne végétal. Aussi, les premiers conviennent-ils particulièrement aux personnes faibles, qui ont besoin d'une grande somme d'alimentation dans une petite quantité d'aliments : ainsi, par exemple quatre onces de viande fourniront plus de matière nutritive que douze onces d'une substance végétale ; conséquemment, le régime végétal conviendra aux jeunes gens bien portants, vigoureux et qui n'ont besoin que de peu d'alimentation pour s'entretenir en parfaite santé.

Le règne animal donne deux espèces de viandes, et dont l'une diffère de l'autre par le mode de nutrition. On les distingue en viandes noires et en viandes blanches. Les noires sont fortes, toniques, excitantes, et nourrissent beaucoup ; elles tiennent toutes ces propriétés d'un principe nommé *osmasome*. Les viandes noires sont fournies par le bœuf, le mouton, le lièvre et, en général, par toute espèce de gibier dont la chair est noire ou fortement colorée.

Les blanches ont une saveur douce, point excitantes : elles sont nourrissantes par la quantité de gélatine qu'elles contiennent. Elles sont fournies par le veau, l'agneau, le lapin, le chevreau et la volaille. Lorsque ces animaux sont trop jeunes, les viandes en sont relâchantes et même d'une difficile digestion, par la grande quantité de substance visqueuse et mucilagineuse qu'elles recèlent. Les viandes, pour être convenables à la nutrition, doivent venir d'animaux sains, d'abord, et parvenus à leur parfaite maturité, ensuite ; parce que, trop jeunes elles sont fades, insipides, baveuses, très-peu nourrissantes et pénibles à la digestion, tandis que, si elles sont trop faites, elles sont dures, coriaces, d'une nutrition insuffisante, et d'une digestion laborieuse.

On ne doit jamais faire usage de viande gâtée, ou qui viendrait d'un animal malade, si on ne veut s'exposer à de graves accidents.

Il est d'autres aliments tirés du règne animal, qu'il ne faut que rappeler pour savoir à quoi s'en tenir sur l'usage qu'il en faut faire : ce sont les œufs, les huîtres, le lait, le beurre et le fromage. Les divers poissons fournissent aussi une alimentation abondante et qui convient généralement; mais on devrait les distinguer en ceux qui sont lourds et ceux qui sont légers. Ainsi, la lamproie, l'anguille, le thon (1), le saumon, l'esturgeon et, en général, tous ceux qui ont une chair très-huileuse, ou bien dont la fibre est compacte et très-serrée, sont lourds et très-difficiles à digérer; ils ne peuvent donc point convenir aux estomacs faibles, et dans les cas les plus favorables on n'en doit user qu'avec réserve. L'anguille, surtout celle qui a vécu dans des étangs, a souvent des qualités vénéneuses; aussi pour s'en garantir, il faut avoir la précaution de lui enlever la peau. En général, les poissons de rivière dont l'eau est vive et courante sont sains et légers; ils conviennent aux estomacs délicats et aux convalescents.

(1) Le thon devrait être banni du régime alimentaire, parce qu'il est des saisons et des localités dans lesquelles il contracte des qualités vénéneuses.

Du régime végétal.

Les aliments végétaux sont en grand nombre : ils ne produisent pas tous la même impression sur nos organes : c'est-à-dire que les uns nourrissent en fortifiant; d'autres en relâchant et en débilitant; et d'autres qui sont moins nourrissants que rafraîchissants.

En première ligne sont les végétaux féculants ou farineux : ce sont les diverses graines qui servent à faire du pain, ainsi que la pomme de terre, les pois, les fèves, les haricots, le riz, la châtaigne : toutes ces substances sont nourrissantes et en même temps fortifiantes, de telle sorte que celui qui ne vivrait que de farineux serait robuste, vigoureux, contracterait un tempérament plétorique, autrement dit sanguin, et serait enclin aux maladies inflammatoires et à toutes celles qui ont l'excès de force pour principe.

Viennent ensuite les plantes potagères ou légumes herbacés, comme le choux, la laitue, les épinards, les mauves, les asperges, et une foule d'autres du même genre, dans lequel il faut comprendre les racines en grand nombre, telles que les carotes, les navets, les salsifis, la scorsonnaire et toutes celles de cette espèce qui sont servies sur nos tables. Tous les aliments de cette nature sont généralement chargés de principes aqueux, visqueux, mucilagineux, fades, insipides, et qu'on ne mange qu'à l'aide d'assaisonnements de haut goût : condiments sans lesquels ils seraient d'une difficile digestion. Les aliments de cette sorte nourrissent faiblement, en même temps qu'ils relâchent, débilitent et disposent aux affections par inertie ou défaut de ton.

Après les aliments herbacés et légumineux, nous trouvons les fruits divers, dont les qualités varient à l'infini : il y en a d'aqueux, de doux, de sucrés, d'acides à divers degrés; les uns ont une acidité modérée, agréable; d'autres sont âpres, piquants, acerbes; il y a aussi des fruits simplement aromatiques; ils sont généralement connus; et dès-lors il est inutile d'en faire l'énumération. Les fruits nourrissent peu, mais ils rafraîchissent plus ou moins, chacun selon son espèce, et les acides particulièrement. Ils sont donc convenables aux jeunes gens d'une forte complexion, aux tempéraments sanguins ou échauffés, et lorsqu'il y a menace de maladies inflammatoires.

Il y a d'autres aliments végétaux qu'on nomme huileux, parce que, chez eux, l'huile est le principe le plus abondant. Ce sont les olives, les amandes, les noisettes, les noix et le cacao. Ces fruits ne sont nutritifs qu'en raison de la petite quantité de fécule qu'ils contiennent, et sont très-relâchants par rapport à l'huile : ils sont aussi fort indigestes, le cacao excepté; car, si on ne les mâchait pas parfaitement, ou si on ne les triturait pas bien avant de les avaler, ils seraient rendus sans altération digestive tels qu'ils auraient été ingérés. En outre, les amandes renferment, les amères surtout, un élément vénéneux des plus actifs : c'est l'acide prussique ou hydrocianique. Il faut conséquemment n'en manger qu'avec modération, et particulièrement de celles qu'on retire des noyaux d'abricot, de prunes, de pêches et autres.

Les champignons sont encore des aliments végétaux d'espèces très-variées, mais dont le plus grand nombre est rejeté, parce que ce sont autant de poisons. Il en est cependant cinq que l'on croit pouvoir manger sans danger; savoir : 1° le champignon de couche; 2° le mousseron; 3° la morille; 4° l'oronge (1); et 5° enfin le potiron, vulgairement nommé *sep*. Il est très-facile de commettre des erreurs dans le choix de ces cinq sortes de champignons comestibles. On a souvent vu des personnes qui se croyaient en état de les bien distinguer, devenir victimes de leur trop de confiance. Les champignons que l'on mange sont fort indigestes, et peuvent, par cela, être malfaisants, quoique non vénéneux. Ainsi, lorsque, par l'usage des uns ou des autres de ces champignons, on se trouve incommodé, il faut sur-le-champ recourir au vomissement, que l'on obtiendra à l'aide de 10 ou 15 centigrammes d'émétique dissous dans une verrée d'eau tiède; et si l'on n'était pas à portée de se procurer assez promptement ce moyen, on y suppléérait en faisant boire une grande quantité

(1) Il existe cependant des exemples d'empoisonnement par le fait des oronges.

d'eau chaude, qu'on administrerait par verrées et à de courts intervalles. Par ce procédé, on parviendrait à faire rejeter les champignons.

Des assaisonnements.

Ils font une dépendance importante et très-essentielle de l'alimentation.

Le sel, le sucre, les acides, les aromates et les alliacés sont les moyens ordinaires d'assaisonnement. On y comprend également l'huile, le beurre et les graisses animales ; mais ces dernières substances étant comprises parmi les aliments ne doivent pas figurer ici comme des assaisonnements.

Le sucre est un correctif très-utile des fruits trop aqueux, surtout de ceux qui ont une grande acidité. Il en facilite la digestion en même temps qu'il en tempère l'âcreté.

Le sel est le plus usuel et le plus indispensable des assaisonnements ; par lui, on préserve de la putréfaction les viandes que l'on veut conserver ; il relève le goût des aliments fades et mucilagineux, conséquemment indigestes, et donne du ton à l'estomac pour activer ses fonctions ; il est également utile aux hommes et aux animaux.

Le vinaigre, le citron et le jus du raisin vert sont les acides qui servent à l'assaisonnement : le vinaigre surtout est d'un usage général et commun. Il donne de la saveur aux aliments insipides ; il excite l'appétit pendant qu'il aide à la digestion ; il faut en user sobrement ; un emploi immodéré occasionne la maigreur, et peut porter une atteinte irréparable aux organes de la digestion. Il faut conserver le vinaigre dans du verre, du bois ou de la porcelaine, parce qu'il devient un poison ainsi que tous les acides, quand ils sont tenus dans du cuivre, du plomb, du zinc ou des vases vernissés.

Les aromates se distinguent en modérés et en actifs. On compte parmi les modérés : le céléri, le cerfeuil, le persil, le thim, l'estragon, le laurier et autres, auxquels il faut joindre quelques semences, comme l'anis, la coriandre, le cumin, qui agissent comme toniques et digestifs d'une action modérée. Il faut cependant faire remarquer le laurier, qui, comme les amandes amères, recèle de l'acide hydrocianique, et pourrait empoisonner, ou être du moins très-nuisible, si l'on en usait sans réserve.

Les aromates actifs qu'il faut employer avec ménagement, sont le poivre, la moutarde, le gérofle, la muscade et la canelle. Tous ces assaisonnements sont très-échauffants, et peuvent produire non-seulement une excitation de tout le corps, mais aussi des maladies inflammatoires des organes de la digestion.

Les assàisonnements alliacés se font avec l'ail et la rocambole. Ces substances sont âcres, piquantes, d'une odeur volatile très-pénétrante. Elles sont employées un peu partout, mais particulièrement dans les pays très-chauds où l'appétit est émoussé et les digestions lentes et laborieuses. Elles conviennent de même aux personnes qui se nourrissent d'aliments grossiers, de pain mal fermenté, ou de viandes dures et de mauvaise qualité. Il est d'autres alliacés d'un usage plus étendu : ce sont l'échalotte, la ciboule, la civette, l'ognon et le poireau, qui ont des propriétés semblables, mais à un degré bien moindre. Tous les alliacés ont le grave inconvénient d'occasionner des aigreurs douloureuses d'estomac, ce qui peut donner lieu à de graves maladies.

Des boissons.

Les boissons servent à étancher la soif, ou bien, dans les repas, à aider à la digestion par la dissolution des aliments.

Il y a quatre espèces de boissons : 1° les aqueuses; 2° les fermentées; 3° les alcoholiques, et 4° les aromatiques.

Les aqueuses sont toutes celles qui ont l'eau pour base ou pour véhicule; elles sont rafraîchissantes, et peuvent faire cesser, au moins momentanément, la pénible sensation de la soif.

Dans les fermentées, on trouve le vin, la bière, le cidre et le poiré : ce sont les seules en usage en France. L'usage modéré des boissons fermentées tonifie et affermit nos organes ; ces boissons donnent de la gaîté et facilitent la digestion. Mais, lorsque l'on en mésuse, elles enivrent, elles font perdre la raison à l'homme, et le mettent au-dessous de la brute, en même temps qu'elles deviennent la source d'une foule de maladies funestes. La soif est due à la faiblesse, ou à un excès de ton ou de chaleur; dans ce dernier cas, ce sont les boissons aqueuses dont il faut faire usage pour l'étancher : mais, lorsque c'est la débilité qui en est la cause, il faut user modérément des fermentées.

Les boissons alcoholiques, sont l'eau-de-vie, l'esprit de vin, le rhum, le kirsch-wasser, le marasquin et toutes les liqueurs spiritueuses en usage sur nos tables. A petites doses, ces boissons sont d'un grand avantage dans les pays très-chauds; elles contiennent et diminuent la sueur, et préviennent la faiblesse; dans les pays froids et humides, elles donnent les moyens de résister aux influences désavantageuses des intempéries; et, dans tous les cas, leur excès est plus promptement redoutable que celui des boissons fermentées.

Enfin, les boissons aromatiques se préparent par décoction, infusion, ou mélange, comme le thé et le café qui tiennent le premier rang. Toutes les autres ont des propriétés analogues, mais à un plus faible degré. Le thé, si on n'y est pas habitué, est tonique et digestif : il peut être utile aux personnes dont l'estomac languit. Le café pris avec modération, offre les mêmes avantages : il réveille et active les fonctions de l'entendement, et peut, dans ce sens, être utile aux hommes de cabinet et aux personnes lymphatiques qui ont de l'embonpoint. L'usage trop fréquent ou immodéré du thé et du café rend la fibre irritable et très-susceptible, en même temps qu'il dispose aux affections nerveuses.

Choix important des vases pour la préparation et la conservation des aliments.

Les vases d'argile vernissés peuvent servir aux usages ordinaires, pourvu qu'on n'y fasse pas cuire ou que l'on n'y conserve pas des acides, parce qu'ils dissolvent le vernis et forment des poisons. La faïence, la terre de pipe et la porcelaine surtout, doivent être utilisées de préférence. Le verre et le cristal n'offrent aucuns dangers chimiques.

L'arsenic a été découvert dans l'étain et le zinc, leur emploi pourrait donc faire courir des dangers.

Le fer-blanc, ou laminé, est toujours préférable; car, outre qu'il n'y a aucun inconvénient à s'en servir, c'est qu'il a sur l'étain l'avantage de pouvoir être mis sur le feu, sans courir le risque de se fondre.

Le cuivre est à craindre par l'oxide ou le vert-de-gris dont il se couvre. Or, tous les aliments solides ou liquides, qui sont gras, salés, acides ou cuits dans des acides, attaquent le cuivre, ou se chargent de vert-de-gris, et devienent des poisons redoutables. On doit donc bannir le cuivre de nos cuisines; ou, si l'on s'en sert, il faut qu'il soit toujours très-propre, et ne jamais conserver dans des vases de ce métal, rien de ce qui doit servir à l'alimentation de l'homme. Il faut également peu compter sur l'étamage des ustensiles en cuivre, parce qu'il est rarement conditionné de manière à donner une parfaite et entière sécurité.

Une surveillance de tous les jours doit présider à la propreté des vases et ustensiles de cuisine et de table; car personne n'ignore combien il importe de ne jamais boire après quelqu'un dans le même gobelet ou dans le même verre; les cuillers et les fourchettes peuvent aussi communiquer les affections qui attaquent ordinairement la bouche.

QUATRIÈME CLASSE.

Excrétions.

C'est le mode d'expulsion, hors de l'économie animale, des matières solides ou liquides, dont la présence ou l'excès deviendrait nuisible.

Il y a des excrétions habituelles; ce sont celles qui ont lieu à la peau — la transpiration et la sueur, — celles qui s'opèrent continuellement à la surface des membranes muqueuse, pulmonaire, gastrique, ou intestinale, — celles qui ont lieu dans les oreilles et les cavités nasales, — et enfin les excrétions qui font le complément des phénomènes digestifs.

La peau laisse échapper une humidité habituelle et permanente, qu'on nomme transpiration insensible, parce qu'en effet elle ne se laisse pas apercevoir, et qu'elle est absorbée à mesure de sa formation par l'air et les vêtements. Mais cette transpiration se change en sueur plus ou moins abondante, par un exercice forcé, par une alimentation trop excitante, ou par une chaleur très-élevée. La transpiration diminue pendant le travail de la digestion ; elle augmente, au contraire, quand la digestion est terminée; elle est plus active au sortir du lit, et quatre ou cinq heures après un bon repas. Il suit de là que le passage subit du chaud au froid serait plus dangereux alors que dans tout autre instant de la journée. Il faut avoir soin de changer de linge quand on se sent baigné par la sueur, ne point s'exposer à un air froid, dans ce moment, ni prendre aucune boisson froide, si ce n'est du vin, ou une liqueur spiritueuse.

L'intérieur de l'oreille sécrète une matière molle, épaisse, de couleur jaune, qu'on nomme *Cérumen*. Cette substance protège le conduit de l'oreille contre les intempéries et les insectes qui pourraient s'y introduire; elle a aussi pour effet de conserver l'organe dans un état de souplesse nécessaire à l'acte de l'audition.

L'intérieur des narines, celui des voies aériennes, c'est-à-dire la trachée-artère, les bronches et toutes leurs divisions qui parcourent l'intérieur des poumons pour le passage de l'air nécessaire à la respiration, l'intérieur de l'estomac et de toute l'étendue des intestins, sont revêtus d'une membrane qui est considérée comme la peau intérieure, membrane qui fait au-dedans ce que la peau fait au-dehors : elle exhale ou sécrète une humeur qu'on appelle *Mucus*, d'où est venu le nom de membrane muqueuse. Dans l'état de santé, cette sécrétion muqueuse est à peine sensible aux narines et aux organes respiratoires; car à peine si l'on mouche et si l'on expectore : dans l'intérieur des voies digestives, cette sécrétion est insensible comme à la peau. Mais, s'il survient un dérangement quelconque qui irrite ou exalte les fonctions de cette membrane, il y a alors augmentation de sécrétion muqueuse, comme il y a augmentation de transpiration et de sueur, lorsque la peau est irritée ou vivement excitée. Le nez, dans ce cas, est atteint de catarrhe nasal, ou de *coriza*, et non pas de rhume de cerveau, ce qui est un barbarisme, car il ne s'enrhume jamais, heureusement. Les bronches sont atteintes de catharre bronchique, et les ramifications, de catarrhe pulmonaire. Il y a aussi catarrhe intestinal lorsque l'affection gît dans les intestins.

Enfin, arrivent les excrétions habituelles et permanentes, relatives à la digestion; ce sont la salive, les déjections alvines et l'excrétion urinaire.

La salive est d'abord nécessaire à la gustation, car, sans humidité, il ne peut pas y avoir de dissolution des substances alimentaires sapides; et sans dissolution, point de saveur possible. Si nous ne pouvions pas savourer les mets, nous serions, à chaque repas, exposés à prendre du poison pour de bons aliments. La salive est ensuite nécessaire pour ramollir les substances alimentaires, et leur donner le premier degré de digestion. Elle a, en outre, une propriété nutritive, puisque l'on a remarqué que des personnes maigrissaient par la mauvaise habitude de rejeter toute la salive, et qui récupéraient leur embonpoint en se corrigeant de ce défaut.

Déjections alvines. — On entend par déjections alvines, l'expulsion, hors des intestins, du résidu des aliments qui, ayant cédé tous leurs sucs nutritifs, ne pourraient y séjourner plus long-temps sans compromettre la santé : c'est le complément de la digestion qui exige une parfaite régularité fonctionnelle pour le bien-être physique et moral de l'homme.

Sécrétion et excrétion urinaires. — Sécrétion et excrétion sont deux mots qui n'expriment pas la même chose. Sécrétion, du mot *sécréter* veut dire *faire, former, séparer :* ainsi les reins forment ou séparent l'urine des autres principes digestifs. *Excréter* veut dire *rendre, rejeter, expulser :* or, l'urine est reçue en dépôt par la vessie, et celle-ci la rejète, l'expulse ou l'excrète.

Tout être qui s'alimente à l'aide d'organes digestifs est assujéti à des fonctions inséparables de la digestion ; et l'émission ou l'épanchement des urines est l'une de ces importantes fonctions. Il faut s'empresser d'obéir aux besoins d'uriner si on ne veut pas s'exposer aux maladies les plus graves, les plus douloureuses et les plus funestes, telles que la rétention d'urine, les catarrhes de la vessie, et les calculs urinaires ou la pierre.

CINQUIÈME CLASSE.

Gymnastique.

Dans cette classe sont compris non-seulement les exercices et mouvements actifs et passifs auxquels l'homme se livre, mais encore le sommeil et la veille.

L'état de veille est entretenu par le vif éclat de la lumière, le bruit, par toute cause qui impressionne nos sens, par l'action de nos membres et par toutes les choses excitantes qui nous environnent et qui agissent sur nous.

Mais la fatigue et le besoin de repos produisent l'engourdissement et l'inaptitude au travail ; ce qui appelle le sommeil indispensable au rétablissement de nos forces épuisées. Cependant tout ne dort pas dans le sommeil, puisque la respiration, la circulation, la digestion et l'absorption continuent pour notre existence : l'absorption surtout (1), qui semble doubler d'activité, ce qui fait que le séjour dans une

---

(1) L'*absorption* s'opère par les pores de la peau et par les poumons à l'aide de la respiration : c'est la faculté qu'ont ces organes d'attirer et de s'approprier les fluides répandus dans l'atmosphère.

atmosphère insalubre est infiniment plus dangereux pendant le sommeil que durant la veille. Le sommeil n'est pas toujours paisible : de vives ou fortes préoccupations pendant la veille sont cause, dans le sommeil, de rêves souvent absurdes, de *cauchemar* (1), ou de *somnambulisme* (2).

Pendant la nuit tout sommeille dans la nature : la nuit semble donc faite pour dormir, et le jour pour veiller et travailler : il est pernicieux à la santé de l'homme de renverser l'ordre ainsi établi. Se coucher de bonne heure et se lever avec le jour est une méthode généralement salutaire.

Cependant les enfants, les femmes et les hommes lymphatiques et faibles ont besoin d'un assez long sommeil : huit heures au moins sont nécessaires aux deux derniers; il en faut souvent d'avantage aux enfants, qui fatiguent et perdent, et ont besoin de réparer plus que l'adulte. Les vieillards dorment ordinairement moins, mais il leur faut un long repos.

La *sieste* est d'usage dans les pays très-chauds; l'excès de la chaleur la rend même nécessaire.

Les chambres à coucher doivent être grandes, et l'air doit pouvoir s'y renouveler facilement. Il ne faut pas laisser les croisées ouvertes pendant la nuit, si les lits

(1) Le *cauchemar* est une oppression douloureuse que nous éprouvons quelquefois dans le sommeil, effet de la sensation d'un poids chimérique qui pèse sur nous et nous étouffe.

(2) Le *somnambulisme* est l'état d'une personne qui exécute, en dormant, des actions ordinaires à l'état de veille.

en sont trop rapprochés, ou si extérieurement il existe quelque cause d'insalubrité ; les portes de communication avec les autres appartements doivent rester ouvertes pour avoir une plus grande masse d'air.

Il ne faut pas conserver de lumière artificielle dans la chambre où l'on couche, si ce n'est dans une cheminée, à cause du gaz acide carbonique qui se dégage par la combustion, laquelle ne se fait qu'aux dépens de l'oxigène de l'air, et le rend impropre à la respiration : pour la même raison, il ne doit pas y avoir des fleurs ni odeurs fortes pendant le sommeil. Les lits ne doivent jamais être renfermés dans des alcoves, à moins que l'air ne puisse y être renouvelé sans obstacle et à volonté. Il ne doit pas y en avoir plusieurs dans un même appartement, s'il n'est très-vaste, et encore faut-il un grand espace entre chaque lit. La paille, le crin et la laine peuvent servir à confectionner les lits, mais jamais la plume ; en général, ils doivent être un peu durs, si ce n'est pour la vieillesse, qui exige qu'ils soient plutôt mous. Ils doivent être élevés de 30 à 35 centimètres, au moins, au-dessus du sol, afin que l'air puisse circuler librement par dessous : cette mesure est plus importante qu'on ne le pense communément.

Du repos, du mouvement et du travail.

Comme la veille et le sommeil, le mouvement et le repos sont alternatifs. Ainsi, lorsque notre corps a exercé de pénibles travaux, ou que notre esprit a été occupé à de profondes et sérieuses méditations, ou bien que nos sens ont été long-temps à l'épreuve de vives impressions, le repos nous devient un besoin.

Les mouvements ou exercices de l'homme sont généraux ou partiels : les partiels s'exécutent avec les membres ou les organes de la voix, et les généraux, par l'ensemble de tout le corps. On distingue encore les mouvements ou exercices généraux en actifs ou passifs : les actifs sont également appelés mouvements spontanés ou volontaires, parce qu'ils sont le fait de la volonté de l'homme; les passifs sont ceux qui se font dans une voiture ou un moyen de transport quelconque. On a toutefois regardé l'exercice à cheval, comme étant en même temps un mouvement passif et actif, en raison des efforts musculaires que l'équitation exige pour se maintenir en équilibre.

Influence du mouvement.

L'exercice est utile et même nécessaire à la santé de l'homme : il active et grandit le jeu de tous nos organes; il provoque l'appétit, et quand celui-ci est satisfait, par les secousses modérées qu'il imprime à tout le corps, il ajoute à l'action digestive qui est plus prompte, plus facile et plus complète; d'où, une circulation plus étendue, une respiration aisée, et le travail général de la nutrition mieux achevé. Si, au contraire, on garde le repos après le repas, ou qu'on se livre à des occupations sédentaires, telles que la lecture, l'écriture ou la méditation, alors la digestion est lente, pénible, incomplète et même pervertie ; la nutrition générale reste inachevée ou se fait mal, et toutes les fonctions qui en sont la conséquence souffrent, ce qui devient la cause de toute espèce de maladies : circonstance que l'on remarque particulièrement chez les hommes de lettres et de cabinet.

Mais si un exercice modéré offre de grands avantages, celui qui serait violent ou forcé produirait un résultat opposé. A un exercice violent et prolongé, il ne faut pas faire succéder un repos absolu et subit ; il faut, peu à peu, ralentir son mouvement, et ne point s'arrêter tout-à-fait : c'est le moyen de prévenir le refroidissement du corps, la suppression de la transpiration et l'affaissement des organes respiratoires. L'exercice en plein air est préférable à celui pris dans un lieu clos, — sur un terrain élevé, plutôt que sur un lieu bas, — surtout si ce dernier est humide ou marécageux. Le matin et le soir, en été, sont les époques convenables pour l'exercice ; en hiver, le milieu du jour est le plus opportun. Il ne faut pas, le soir, prolonger la promenade trop avant dans la nuit, si l'atmosphère est humide, ni se tenir sous les arbres, parce qu'à cette heure, le feuillage retient l'oxigène, et répand plutôt du carbone. Il ne faut pas non plus garder le repos, ni s'asseoir lorsque le froid nocturne ou le serein se font sentir; ils peuvent devenir la cause de beaucoup d'affections par le refroidissement, la suppression, ou le refoulement de la transpiration.

Influence du travail.

Celui qui croirait se procurer de la santé en vivant dans l'inaction, serait aussi peu sensé que celui qui se condamnerait au silence pour perfectionner sa voix. PLUTARQUE.

L'homme est né pour le travail. La paresse, mère de tous les vices, n'est pas seulement une transgression faite à la morale, elle est encore une source profonde de maladies et d'infirmités qui dégradent l'homme, rendent son existence malheureuse et en abrègent la durée.

La paresse énerve le corps et produit l'inaptitude aux fonctions de la vie; elle occasionne la stase du sang et des humeurs dans les viscères, et y détermine des congestions, principe d'un grand nombre d'affections : elle a pour résultat ordinaire l'obésité ou l'embonpoint excessif, cause inévitable de l'inertie et de la vieillesse prématurée.

Aussi l'hygiène prescrit-elle le travail journalier, toujours réglé sur la constitution individuelle. Le travail développe et fortifie les organes, en facilite le jeu, prévient les obstructions en forçant les fluides à circuler sans interruption ni obstacle.

« Le travail est une dette que tout citoyen valide » doit à la société; l'oisiveté doit être flétrie comme

» un larcin et comme une source intarissable de mau- » vaises mœurs. »

Il faut donc élever la jeunesse dans l'amour du travail : c'est la leçon la plus profitable pour l'homme; elle conduit au bonheur de la vie, à la santé, à la longévité et même à la fortune; elle préserve de l'ennui, du vice et du besoin.

De la gymnastique.

Gymnastique vient de *gymnase*, qui était un lieu public, en Grèce, où l'on apprenait aux jeunes gens à exceller dans l'exercice de la lutte, du pugilat, du javelot, du disque, de la course et du saut : c'était dans le but d'en faire des hommes forts et adroits pour le métier des armes. Mais ces institutions sont perdues depuis l'invention de la poudre à feu, qui a rendu les hommes de guerre presque égaux.

Depuis quelques années seulement, nous devons à M. *Amoros* l'institution d'un gymnase français. Bien différent de celui des anciens, il n'a pas uniquement pour but de rendre la jeunesse saine et propre au métier des armes par le développement et l'agilité des facultés physiques, il réunit aussi l'avantage de l'éducation intellectuelle. Le chant fait partie essentielle de ce gymnase; tous les préceptes de morale sont mis en musique. Présentés ainsi de la manière la plus séduisante, ils inspirent le goût des vertus, en même temps qu'ils élèvent l'ame aux idées grandes et généreuses. Des établissements de cette nature devraient exister dans tous les colléges.

Aujourd'hui, on entend par *gymnastique*, en hygiène, la partie qui traite des avantages de l'exercice sur l'économie animale, et les différentes manières de la pratiquer. Nous avons déjà dit que les exercices sur l'économie animale étaient actifs ou passifs-généraux; et qu'il y en avait également de partiels.

Les actifs-généraux sont la marche, la course, le saut, la danse, l'escrime, la chasse et la natation. Aux avantages que procurent les mouvements qu'il faut faire pour exercer la natation, se joint l'effet de l'eau froide, qui est un tonique quand on en use avec méthode. Non-seulement elle prémunit contre le danger de se noyer, mais encore, elle donne le précieux avantage de secourir son semblable en pareille occurrence : action jadis honorée de la couronne civique. Il faut ajouter à ces exercices le mail, le palet, les quilles, la paume, le ballon, le billard et le jeu de corde. Dans cette deuxième catégorie, on ne remarque guère que des jeux qui exercent particulièrement les membres supérieurs; mais il en est un dernier qui l'emporte sur tous les autres, en ce qu'il met simultanément toutes les parties du corps en mouvement : c'est le jeu de barres.

Tous ces exercices tendent à développer l'homme, à lui donner de l'agilité, de l'énergie, du courage et de la santé; ils donnent aussi au corps de la grace et de la rectitude ; au jugement, de la justesse ; à la vue, de la précision.

Des exercices passifs-généraux.

Ce sont ceux qui se font à l'aide de moyens de transport, comme les voitures, les bateaux, et enfin l'équitation. Quoique exerçant une influence moindre à l'extérieur qu'à l'intérieur, ils ne laissent pas d'être très-salutaires aux vieillards, aux convalescents et aux personnes délicates qui n'ont point la force de s'exercer activement.

Les exercices partiels sont ceux qui ne sont exécutés que par quelques membres ou par les organes de la voix. Ainsi les boulangers, les menuisiers, les forgerons n'exercent guère que les membres supérieurs ; les danseurs, les marcheurs et autres, n'exercent que les inférieurs ; les hommes de lettres et de cabinet n'occupent que les facultés intellectuelles ; les chanteurs et les crieurs publics exercent principalement les organes vocaux : et notez que les parties qu'on exerce le plus habituellement acquièrent et se développent toujours aux dépens de celles qui sont dans l'inaction, ou qu'on fait agir le moins ; d'où l'hygiène conclut qu'il ne faudrait jamais exercer une partie à l'exclusion de l'autre, et qu'il faudrait, par régime de santé, mettre en jeu celles qui, par état, semblent condamnées à l'inaction. Ce précepte s'adresse à l'homme de cabinet principalement, qui voit tout son corps dépérir à mesure que ses facultés intellectuelles prennent plus de développement et d'extension.

Des stations de l'homme dans son immobilité.

De ce que l'homme est immobile, il n'est pas en repos pour cela ; il n'y a de parfait repos que durant le sommeil et lorsque l'on est couché sur un plan horizontal, le corps et les membres dans un état de demi-flexion.

On compte cinq modes de station chez l'homme immobile : 1° sur les deux pieds ; 2° sur un seul pied ; 3° sur la pointe des pieds ; 4° sur les genoux, et 5° l'homme assis.

Quoique immobile, debout sur les deux pieds, l'homme n'est pas dans l'inaction ; la preuve, c'est qu'il se fatigue promptement dans cette situation et qu'il sent bientôt le besoin de se mouvoir pour en changer. La raison de ce fait est qu'il n'y a que les muscles extenseurs qui soient en travail pour retenir le corps dans son attitude verticale, et que les muscles fléchisseurs n'y participent point. Voilà pourquoi on sent le besoin de marcher lorsque l'on est resté long-temps debout, parce que, dans le mouvement, les deux systèmes de muscles, — les fléchisseurs et les extenseurs, — entrent alternativement en action, et se partagent ainsi le travail.

Les attitudes sur un seul pied, sur la pointe des

pieds et sur les genoux, n'offrent pas de considérations qui intéressent particulièrement l'hygiène.

Être assis sur une chaise ou sur le sol comme les orientaux, est l'*attitude* la plus commode, et celle qui exige le moins d'efforts musculaires. On est dans une situation solide, surtout si on est un peu penché en avant ; mais, pour peu que l'on soit incliné en arrière, on court le risque de tomber, si on n'a un dossier pour se soutenir.

Les siéges trop hauts, qui laissent les jambes pendantes, disposent à l'engorgement des pieds, aux varices et aux ulcères.

Les siéges un peu durs, faits en paille ou avec de la canne natée, valent mieux pour la santé, que les fauteuils, les bergères et les canapés, qui échauffent et disposent aux hémorroïdes : c'est pour le même motif qu'il ne faut pas se servir de coussins en crin ou autres, ouverts dans le milieu, comme le font ordinairement les hommes de lettres et ceux qui travaillent dans les bureaux, et que leur travail oblige de rester long-temps assis ; il faut, dans ces circonstances, au contraire, des siéges un peu convexes, pour exercer une légère compression sur les vaisseaux hémorroïdaires, et s'opposer ainsi à leur dilatation.

Des attitudes vicieuses.

Il est de fausses positions d'habitude ; il en est qui tiennent aux professions que l'on exerce ; d'autres que l'on contracte par un maintien vicieux dans la marche ou dans certaines occupations, et qui peuvent devenir cause de déformation du corps de l'homme. Ainsi, des ouvriers, comme les tailleurs, les cordonniers, ont des attitudes d'état qui donnent lieu à la plupart des infirmités et maladies auxquelles ils sont sujets. Le jeu de quelques instruments à corde, tels que la harpe et le violon, font dévier la colonne vertébrale chez les enfants trop jeunes, ou d'une faible constitution.

Les écrivains et les dessinateurs de profession prennent des positions qui les font paraître contrefaits; les myopes ou les individus qui ont la vue courte s'habituent à baisser la tête plutôt que de rapprocher de leurs yeux les objets qu'ils veulent examiner, et finissent par devenir courbés. Instruit d'avance de tous ces inconvénients, on pourrait les prévenir en s'efforçant de modifier et de corriger même ces attitudes vicieuses, qui sont plus le fait de mauvaises habitudes que d'une nécessité de fausses positions dans les diverses professions. Ainsi, par exemple, les hommes de bureau et tous ceux qui, par état, sont obligés d'écrire beaucoup, devraient avoir des tables très-élevées, de manière à être debout ou presque debout, le corps parfaitement droit : dans cette situation, les organes conservent leur position naturelle, et la circulation s'y fait sans obstacle.

SIXIÈME CLASSE.

Des facultés sensitives.

Il est fait mention ici des impressions reçues par les sens et transmises au cerveau qui en donne la conscience; on y comprend encore les idées, les jugements, les raisonnements et toutes les opérations de l'intelligence qui en sont le résultat, comme les affections, les passions et les volontés auxquelles ces idées, ces jugements et ces raisonnements donnent naissance, et aussi les déterminations qui en sont la suite ou la conséquence.

Trois chapitres se partagent cette classe : le premier traite des sensations; le second, des facultés intellectuelles, et le troisième, qu'on pourrait appeler hygiène morale, traite des affections et des passions.

CHAPITRE PREMIER.

Des sensations externes et internes.

Voyons d'abord les sensations externes.

On entend par sensation une impression faite sur nos organes, communiquée par les nerfs au cerveau, siége de l'ame, qui en détermine la conception. C'est l'ame ou la partie immatérielle de notre être, toute d'essence spirituelle, source de nos facultés intellectuellles, qui nous distingue de la brute, et nous prédestine à une autre vie après notre existence sur la terre.

L'ame invisible est au corps ce que Dieu est à l'univers.

Les sens externes qui ont pour mission de transmettre nos sensations au cerveau, qui les apprécie et les juge, sont 1° le toucher; 2° le goût; 3° l'odorat; 4° la vue; 5° l'ouie.

Le *toucher* se fait par la peau, mais surtout par la main qui, graces à son admirable conformation, peut acquérir une telle perfection que des aveugles sont parvenus à remplacer la vue par le *toucher* : on a vu des artistes, accidentellement privés de la lumière, produire des chefs-d'œuvre d'art.

Le *goût* nous met à l'abri d'accidents graves, en nous faisant distinguer les saveurs agréables des mauvaises, et les poisons des aliments salutaires.

L'*odorat*, comme le *goût*, nous fait distinguer, par la faculté de flairer, les substances utiles de celles qui sont nuisibles.

La *vue* nous donne les moyens de nous conduire et d'apprécier les objets qui la frappent, sans qu'il soit besoin de l'impression du *toucher*.

L'*ouie*, enfin, nous donne la conscience des sons et des bruits, et nous fournit les moyens d'éviter les dangers qui nous environnent; elle nous procure en même temps l'avantage de lier conversation avec nos semblables, source principale de toute sociabilité.

L'*ouie* fait que nous parlons ; car l'homme, né sourd, est privé de la parole, et n'a pour langage que des signes.

Des sensations internes.

Les sensations internes ont leur siége dans les organes intérieurs : elles sont le résultat de leurs besoins, comme la faim, la soif, le travail de la digestion, le sentiment de malaise et de lassitude qui part aussi de l'intérieur, et qui réclame le repos ou le sommeil.

Le plaisir et la douleur sont fréquemment des sentiments intérieurs. Ainsi une illusion, un souvenir ou une forte préoccupation font souvent tressaillir de bonheur ou de crainte, comme une sensation extérieure ou réelle. Mais tout ce qui se rattache aux sensations intérieures appartient moins à l'hygiène qu'à la physiologie.

CHAPITRE II.

Des facultés intellectuelles.

L'homme n'est point, comme les animaux, un être seulement instinctif ; il est encore un être pensant et intelligent.

Les facultés intellectuelles chez l'homme sont le pouvoir et la volonté de réfléchir. C'est cette faculté qui le rend supérieur à tout ce qui respire, et qui le place à une si grande distance de la brute, qui n'a que des facultés instinctives, c'est-à-dire que l'instinct lui tient lieu de pensée ; et, par instinct, on doit comprendre des sensations irréfléchies ou des mouvements naturels qui portent les animaux à satisfaire aux besoins que commande leur existence : conséquemment c'est la pensée ou la réflexion, résultat de toutes les sensations que nous éprouvons, qui est ce que nous appelons l'ame, ou cette émanation spirituelle de l'Être suprême, qui nous donne l'intelligence et la conscience de nous-mêmes.

Les impressions faites sur nos organes produisent les sensations ; les sensations provoquent l'attention qui fait naître les idées ; et les idées donnent lieu à la pensée ou à la réflexion : c'est ainsi que s'enchaîne l'œuvre de l'intelligence.

Or les sensations ne suffisent pas pour la pensée : il faut encore le concours de l'attention. Voilà pourquoi beaucoup de gens éprouvent des sensations sans résultat, parce qu'ils ne sont pas doués de la force ou de la volonté d'attention.

La première opération de l'esprit est donc l'attention, qui, portée à l'excès, conduit à l'extase ou à la contemplation, d'où peut résulter le dérangement de l'esprit. La conclusion hygiénique de ce fait consiste en ce que l'attention, sans laquelle les facultés intellectuelles seraient nulles, doit être exercée cependant dans de justes bornes, parce que son action soutenue outre mesure peut conduire au dérèglement de l'intelligence, à la monomanie, c'est-à-dire au délire sur un objet unique, ou à la perte de la raison.

La mémoire est une suite naturelle de l'attention; c'est une faculté du cerveau en vertu de laquelle nous nous rappelons les sensations passées. Ce que nous voyons, que nous touchons ou que nous entendons, si nous y prêtons l'attention nécessaire, se grave beaucoup mieux dans la mémoire que tout ce qui nous est connu par tradition seulement.

Le jugement est une opération de l'esprit, résultat d'une comparaison, et qui prononce sur la ressemblance ou la dissemblance des objets entre eux. Ainsi, le juge prononce sur des témoignages contradictoires, après les avoir comparés pour en démêler et en apprécier l'exacte vérité.

L'imagination est une faculté de l'esprit qui nous retrace quelquefois avec des couleurs vives l'image ou le tableau des impressions que nous avons reçues de nos organes; elle se livre souvent à tous les égarements de l'illusion, et remplace des sensations réelles par des fictions ou des inventions fabuleuses. L'imagination ne connaissant pas de bornes dans son élan influe singulièrement sur l'exercice des fonctions de nos organes, et d'une manière favorable ou désavantageuse, selon que le sujet porte sur des objets tristes, ou qu'il donne lieu au contentement ou à la satisfaction.

L'hygiène indique l'enfance et l'adolescence, ou

depuis six jusqu'à vingt ans, pour bien exercer la mémoire. On se rappelle mieux dans le cours de la vie ce que l'on a appris à cet âge, que ce que l'on apprend à cinquante ou à soixante ans.

Mais l'imagination n'est jamais plus active et plus brillante que depuis vingt jusqu'à trente-six ans. Après les illusions du jeune âge, hors de l'empire des passions et alors que la virilité est confirmée, vient le temps des occupations sérieuses et graves ; le jugement acquiert plus de force et de certitude ; on est plus apte alors aux travaux des sciences et du cabinet.

Le repos trop prolongé de l'esprit nuit au développement de l'intelligence ; et, au contraire, l'habitude des travaux intellectuels et une éducation bien dirigée accroissent et fortifient les facultés mentales.

Le matin est ordinairement l'heure la plus opportune et celle où l'on peut le mieux exercer les facultés intellectuelles sans préjudice pour la santé.

La mémoire semble se complaire mieux dans le travail du soir ; et ce qui le prouve, c'est que, au reveil du matin, on se rappelle ordinairement bien ce que l'on a étudié avant de se coucher.

En général, après le repas, l'esprit est lourd et peu propre au travail ; et, si on s'y livre sans réserve, la digestion est mauvaise et laborieuse.

Une nourriture grossière et surabondante attire les forces vers les organes de la digestion, et peut produire une incapacité absolue de l'esprit.

L'homme dissolu et débauché est ordinairement sans mémoire; ses facultés intellectuelles s'affaiblissent graduellement jusqu'à l'anéantissement complet qui le conduit au stupide abrutissement, et le place au-dessous de la brute.

Sous un gouvernement despotique, l'homme, courbé sous le joug de l'esclavage, est humilié et avili : dans cet état d'abjection, il vit dans une honteuse ignorance et perd la conscience de sa propre dignité.

Sous un gouvernement libre, au contraire, qui assure à chacun l'exercice de ses droits naturels, et sous l'influence d'une religion sage, éclairée, consolante, exempte de superstition et avec une entière soumission au souverain Être de la nature, l'esprit déploie toutes ses facultés, l'homme s'élève au plus haut degré d'intelligence, de raison et de vertu qu'il lui soit donné d'atteindre.

CHAPITRE III.

Des passions et des affections.

Passion vient de *patior* qui veut dire souffrir. Ce mot passion indique une douleur, ou du moins une violente perturbation dans notre sensibilité intérieure.

Les passions ont un effet actif qui tend à grandir, à multiplier et à exalter même les forces de l'homme; telles que la colère, la haine, le désir de la vengeance, l'amour, l'ambition effrénée et la fureur du jeu.

Tandis que par affection on comprend une sensation ou émotion pénible et douloureuse, mais qui agit passivement, comme l'ennui, la tristesse, la nostalgie et le chagrin qui ont pour effet de déprimer, de diminuer et même d'anéantir toutes nos facultés. Ainsi, par exemple, qu'un individu calme et paisible cherche à soulever un poids ou à rompre un obstacle, il ne pourra vaincre la résistance malgré tous les efforts de sa volonté; mais que la colère ou l'amour-propre viennent en aide, les muscles se raidiront avec une violence extrême, et rien ne résistera à sa force qu'anime la passion active. Au lieu de cela, que la crainte ou la terreur, qui sont des affections déprimantes ou bien passives, surviennent, et aussitôt la force est abattue, et l'individu tremble de faiblesse.

Plus l'homme est doué de force d'intelligence, plus il a d'empire sur ses passions. Or l'homme sans éducation, comme le sauvage sans frein ni retenue, donne libre carrière à ses passions les plus désordonnées et les plus farouches : au lieu que l'homme poli et bien élevé les contient ou les dissimule sous le voile de l'honêteté et de la civilité.

Une bonne éducation donne les moyens d'en appeler à la raison pour combattre les passions, comme seul principe impassible qui puisse rétablir le calme dans les fonctions des organes de la vie intérieure.

Nous comprendrons mieux maintenant la différence

qui existe entre les passions et les facultés intellectuelles : les passions prennent leur source dans l'intérieur du corps et réagissent sur le cerveau, qui a la faculté, par la pensée et la réflexion, de les modérer et de les éteindre, tandis que les facultés intellectuelles ont leur siége dans le cerveau même.

Toute affection de l'ame ou toute passion a pour origine l'amour de nous-mêmes : elle a deux manières de se manifester : le plaisir et la douleur ; c'est-à-dire, d'un côté, la joie et la satisfaction, et de l'autre, le déplaisir, le mécontentement, ou la souffrance.

Le plaisir et la satisfaction amplifient toutes les forces vitales ; ils dilatent agréablement le cœur, qui, vivement stimulé, fait jaillir le sang avec plus de vigueur, soit au cerveau, soit dans toutes les parties du corps : d'où vient que le sentiment du plaisir porte à la gaîté et à l'allégresse.

Avec la douleur, au contraire, naissent tous les sentiments de l'humiliation, tels que la tristesse, la supplication, le chagrin, le découragement, la honte, la pusillanimité, résultat de la crainte, de l'ennui, et souvent du funeste désespoir.

L'homme doué d'une forte constitution, mais surtout d'un esprit mâle et d'une ferme volonté, cédera moins aux douleurs et aux plaisirs, que celui d'une complexion délicate ou trop sensible, et ne se laissera dominer par aucune de ces passions. Car, il est à remarquer que, si l'on succombe sous le poids des affections tristes de l'ame, la joie elle-même a ses dangers; et que son excès est peut-être plus souvent funeste que l'excès de l'affliction. L'histoire nous offre de nombreux exemples de morts subites causées par des transports de joie inopinés.

Les moyens de combattre et de réprimer nos passions se tirent de la morale et de l'hygiène; de la morale, nul doute que la lecture de nos grands moralistes, les *Massillon*, les *Bourdaloue*, les *Fénélon*, les *Fléchier*, les *Bossuet*, ne soit d'un grand avantage pour dompter ou modérer l'empire de nos passions : et l'on peut même assurer d'avance, sans trop hasarder, que quiconque se sera de bonne heure pénétré et nourri de ces auteurs se trouvera en mesure de prévenir l'atteinte des passions.

L'hygiène donne pour conseil à l'homme jeune, fort et robuste, d'user d'un régime rafraîchissant et composé particulièrement d'aliments végétaux; elle recommande l'abstinence complète des boissons spiritueuses, l'emploi des bains tempérés, un exercice modéré, et d'éviter soigneusement tout ce qui peut donner lieu à des émotions trop vives. Les hommes irascibles par tempérament, et surtout ceux qui sont bilieux et nerveux en même temps, doivent s'étudier à prévenir la colère; car, sans cette précaution, cette passion funeste s'exaspère de plus en plus; les accès se renouvellent pour la moindre cause, et peuvent compromettre la raison et la vie.

Mais l'homme faible, apathique, pusillanime, que le plus léger obstacle étonne, ou qui se sent découragé par le moindre chagrin, a, par opposition rationelle, besoin d'une alimentation animale tonique et réparatrice, de boissons un peu stimulantes et d'exercices actifs. Il faut que des émotions vives et gaies épanouissent son ame, raniment sa confiance, ses forces, et retrempent son caractère. Mais une des premières conditions à remplir pour réprimer une passion exaltée, c'est d'écarter tout ce qui peut contribuer à la développer, ou qui peut renouveler et entretenir de dangereuses émotions.

Une musique douce, mélodieuse, ou vive et gaie, selon le caractère de l'homme, est un moyen souvent efficace pour apaiser ou dissiper les passions dont l'ame est obsédée.

Les représentations théâtrales honnêtes et d'une moralité reconnue pourraient être utilisées avec succès contre la plupart des passions, si les théâtres pouvaient être fréquentés sans danger pour la santé de l'homme; mais on y respire péniblement un air altéré et conséquemment mal sain.

La religion contribue puissamment à nous faire triompher de nos passions. D'accord avec les principes d'une bonne morale et d'une saine philosophie, dépouillée de superstition et de fanatisme, elle retrace à l'homme, sous un aspect nouveau, le danger des passions : elle lui fait un devoir d'une sage modération durant la prospérité, et d'une noble constance dans les temps d'infortune : elle lui montre dans la tranquillité de l'ame et dans la pratique des bonnes actions, un bonheur préférable à tous les biens périssables : elle lui prouve, enfin, que les privations et les sacrifices qu'elle impose, ne coûtent plus rien à celui qui entrevoit dans l'avenir la récompense de ses vertus et de sa résignation.

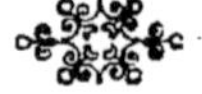

TROISIÈME PARTIE.

Application des règles de l'hygiène.

Après avoir étudié l'homme comme sujet de l'hygiène, objet de la première partie, nous avons vu la deuxième qui traite de tout ce qui sert à son usage sous le titre de *matière de l'hygiène.*

Reste la troisième et dernière, qui s'occupe de l'application des règles de cette science.

L'application des règles de l'hygiène se fait relativement aux âges, aux tempéraments et aux professions; et cette fois nous ne parlerons pas de la différence des sexes, parce que la femme est soumise aux mêmes préceptes hygiéniques que nous, si ce n'est dans les fonctions de la régénération, qui est plus du ressort de la physiologie et de la médecine.

Application des règles de l'hygiène relativement aux âges.

Pour faire avec méthode l'étude de cette application, selon les âges, il faut envisager la vie de l'homme comme ayant cinq époques bien distinctes: 1re époque, la naissance; 2me, l'enfance; 3me, l'adolescence; 4me, l'âge adulte; 5me, la vieillesse.

Hygiène de l'enfance.

Elle commence, le jour de la naissance de l'enfant. Après qu'il a reçu les premiers soins, il faut le surveiller par rapport à l'air, aux aliments et aux vêtements, qui pourraient compromettre son existence, si on n'en réglait l'usage avec discernement, ce qui nous oblige à revoir analytiquement chacune des six classes de la matière de l'hygiène, comme lui étant déjà applicables.

PREMIÈRE CLASSE.

Atmosphère. — Sa température.

L'air est de toute nécessité pour mettre la vie respiratoire en mouvement chez l'enfant qui vient de naître ; car le fœtus ne respire pas dans le sein de sa mère. Si l'air était trop froid, ou trop vif, et dans une trop grande disproportion avec sa température avant la naissance, il en pourrait perdre la vie, ou contracter des maladies douloureuses, le tétanos, par exemple. On doit donc, pendant les premiers jours, entretenir une température légèrement élevée dans l'appartement, et ne pas découvrir trop souvent et subitement un nouveau-né, pour peu que la saison soit rigoureuse : un demi-jour est plus convenable qu'une vive lumière.

Le jour et toute lumière, ainsi que les objets qui servent d'amusement aux enfants, doivent leur être présentés en face et non par côté, pour ne pas leur faire contracter l'habitude de loucher. On doit renouveler fréquemment l'air des appartements qu'habitent les enfants; il faut aussi que ces appartements ne soient ni trop bas ni humides, ce qui les dispose aux scrofules. Quand les enfants marchent, il ne faut les approcher du feu que le moins possible, pour qu'ils se procurent par leurs jeux, une chaleur naturelle bien plus salutaire. L'action du soleil est nécessaire aux enfants, mais il faut éviter qu'il ne frappe longuement ni trop vivement la tête, ce qui pourrait leur occasionner des affections cérébrales, ou leur faire contracter l'habitude de clignoter. Le passage subit d'un lieu sombre à un autre vivement éclairé, peut altérer ou faire perdre la vue à un enfant.

DEUXIÈME CLASSE.

Vêtements. — Objets de propreté.

Après avoir été lavé dans une eau légèrement chaude, l'enfant qui vient de naître doit être habillé avec des linges doux et chauds, toujours en rapport avec la saison : il ne faut pas que les vêtements soient trop amples en hiver, à cause du froid; mais, dans aucun cas, ils ne doivent être serrés de manière à gêner la respiration ni les mouvements des membres : ils doivent être appliqués de façon que la circulation n'éprouve aucun obstacle. L'usage du maillot doit être totalement repoussé. C'est l'œuvre de l'hygiène.

Le maillot se pratiquait jadis sur tous les nouveaux-nés. Aujourd'hui, il est presqu'entièrement relégué dans les campagnes : il se compose de langes et de bandes avec lesquels on garrotte les enfants depuis le cou jusqu'à la plante des pieds. Par ce cruel procédé, on exerce une compression générale qui empêche le mouvement des membres et leur développement : la respiration en est gênée, et la poitrine peut contracter une conformation vicieuse pour tout le temps de la vie.

Cette compression met obstacle à la circulation des fluides ; elle les refoule dans les cavités et sur les organes intérieurs, où ils deviennent cause de maladies mortelles, ou principe d'affections chroniques, qui ne s'efface jamais.

On doit également défendre le bercement que l'on pratique pour endormir les enfants ; il détermine l'engorgement du cerveau ou un état presque apoplectique, et dispose aux affections cérébrales.

Il ne faut pas comprimer la tête ni la couvrir trop chaudement à cause de la dispositon des enfants aux congestions du cerveau.

Les enfants doivent être lavés tous les jours, l'hiver à l'eau chaude, et l'été à l'eau fraîche ; celle-ci a l'avantage de fortifier le corps. Les bains froids, au moment où les enfants viennent de naître, quelle que soit la saison, sont toujours dangereux, mais particulièrement en hiver. Les bains chauds trop longs et journellement répétés affaiblissent : il vaut mieux éponger les enfants que de les baigner trop souvent. Une propreté recherchée est ce qui contribue le plus à la santé et au bien-être des enfants.

Il faut éviter soigneusement toute espèce de vermine, et repousser l'absurde préjugé populaire qui la dit utile à l'épuration du sang.

TROISIÈME CLASSE.

Alimentation.

Le lait est l'aliment naturel de l'enfant qui vient de naître. L'allaitement maternel est le complément de la maternité ; et la femme, qui, sans une cause absolue, refuse le sein à son enfant, manque au plus impérieux, au plus sacré des devoirs, et est indigne du titre de mère ; car il n'y a de véritable mère que celle qui nourrit.

Il faut faire téter l'enfant nouveau-né aussitôt qu'il en manifeste le besoin ; ce précepte est de toute rigueur. Jusqu'à l'âge de cinq ou six mois, il faut lui donner le sein au moins deux fois pendant la nuit. A cette époque, on essaiera de ne l'allaiter qu'une seule fois pour l'en sevrer un peu plus tard, s'il se porte bien, et ne le faire téter que le jour. La santé de l'enfant exige que la mère évite de lui donner le sein après un exercice forcé, ou une émotion vive, et surtout à la suite d'un accès de colère, ou d'un excès dans le boire. Vers quatre ou cinq mois, pour peu que l'enfant s'y montre disposé, on doit commencer à le faire manger pour le sevrer à un an au plus tard, si quelque maladie n'y met empêchement. Lorsque celle qui a donné le jour à un enfant ne peut pas le nourrir, il faut avoir recours à une nourrice étrangère, de la campagne, si on le peut : il faut que cette nourrice soit propre et d'une bonne santé, qu'elle jouisse d'une honnête aisance; qu'elle ait de bonnes mœurs; qu'elle soit sobre dans le manger, mais particulièrement dans le boire; qu'elle soit d'un caractère doux, patient; qu'elle ne soit point irascible, ni colère surtout; que son lait ne soit pas trop vieux, et qu'il soit le plus en rapport possible avec l'âge de l'enfant à nourrir.

A défaut de nourrices, on peut user de l'allaitement artificiel au biberon; on a vu aussi des enfants qui ont été très-bien allaités par des chèvres ou par des vaches; mais cela n'est pas commun.

Le sevrage n'a pas d'époque fixe : ordinairement, une année d'allaitement suffit; et, si l'enfant est vigoureux et d'une bonne santé, il peut être sevré sans inconvénient, souvent avec avantage, au neuvième ou au dixième mois.

Après le sevrage, l'enfant entre dans la vie commune de l'homme : il doit être habitué de bonne heure à se nourrir indifféremment de tout; car on doit le préparer à toute espèce d'évènements, et faire qu'il ait peu à souffrir des vicissitudes attachées à sa destinée qu'il ignore. Mais, sans céder à ses caprices, il ne faut pas oublier ce que nous avons dit touchant les *idiosyncrasies*, parce qu'il y aurait de graves inconvénients à exiger d'un enfant qu'il vainquît des répugnances qui ne dépendraient pas de sa volonté, et qui souvent sont insurmontables, quoi que l'on fasse.

Un enfant ne pourrait, sans souffrir, être astreint à une longue diète ; il doit donc faire plusieurs repas, dans le jour, mais manger peu à la fois. La nourriture doit être simple et peu recherchée : le pain et la pomme de terre en doivent faire la base. L'eau pure doit être la boisson ordinaire ; on y ajoute un peu de vin pour celui qui est chétif ou faiblement constitué, ou qui habite des lieux bas ou humides. Les liqueurs de table, le thé et le café doivent être soigneusement interdits à cet âge.

QUATRIÈME CLASSE.

Sécrétions cutanées.

Chez l'enfant, indépendamment de toutes les sécrétions ou excrétions connues de l'homme, il faut ajouter les divers écoulements et les dépurations si nombreuses qui se montrent sur la peau, à cette époque de la vie, comme les croûtes de lait, les suintements derrière les oreilles, les teignes diverses, les gourmes et une foule d'éruptions dépuratives qu'il faut respecter. Aussi l'hygiène veut que, dans ces circonstances, on redouble de soins, de propreté surtout, et que l'on tienne les enfants chaudement pour favoriser le cours de ces dépurations, qui sont ordinairement le cachet de la santé future de ces petits êtres.

CINQUIÈME CLASSE.

Sommeil et veille.

Dans le premier âge, téter, manger, remplir ses fonctions digestives, agir et dormir, voilà la vie de l'enfant pendant ses trois ou quatre premières années; c'est à dire qu'il dort les trois quarts du temps au moins. En effet, un long sommeil est nécessaire au développement de la première enfance: aussi, le fond des lits pour les enfants, devrait être fait avec de la paille, de la balle d'avoine, du crin, rarement de la laine, et jamais de la plume, parce que la chaleur trop prolongée du lit dispose à la mollesse, à la débilité, et à toutes les maladies qui en sont la conséquence. Les lits doivent être plutôt durs que mous : la santé s'en accommode mieux, d'abord, et, de plus, un enfant ainsi habitué a l'avantage de se trouver toujours bien couché dans la suite. On ne doit jamais bercer un enfant pour l'endormir, comme cela a déjà été dit, par la raison que ce mouvement provoque les congestions cérébrales auxquelles, l'enfance est naturellement disposée.

Mouvement.

Deux ans se passent communément avant qu'un enfant puisse agir de lui-même. Il n'a point encore assez de force pour se tenir verticalement seul ; la tête surtout, qui est trop lourde relativement au reste du corps, ne peut se maintenir droite.

L'enfant doit être tenu horizontalement sur les bras et agité de temps en temps légèrement, et non avec rudesse : on aide ainsi à l'accomplissement de ses fonctions ; on excite sa gaîté, et on dispose son corps à l'agilité. Lorsque l'enfant a pris quelque vigueur, on le place sur un tapis, pour qu'il essaie seul ses forces naissantes. Ainsi abandonné, il parviendra bientôt à marcher sans le secours de personne ; mais il ne faut pas devancer cette époque, si l'on ne veut pas que l'enfant ait ses jambes courbées ou contournées. Il ne faut point se servir de lisières pour lui apprendre à marcher, parce qu'elles peuvent nuire à la poitrine ; ni de chariots ou de paniers roulants, parce que les enfants peuvent s'y estropier. On ne doit point apprendre à un enfant à faire la culbute sur la tête, par la raison qu'il peut se luxer une vertèbre du cou, et se donner subitement la mort : le même accident peut être produit en soulevant un enfant par la tête prise entre les deux mains ; ou bien, si on le soulève ainsi et qu'on le laisse brusquement tomber sur ses deux pieds, une violente commotion cérébrale ou la luxation d'une des deux cuisses peuvent en être le résultat. On peut également occasionner une luxation du bras, en prenant un enfant par ce membre, et lui faisant ainsi rudement franchir un ruisseau ou un obstacle quelconque. Il doit suffire de connaître la possibilité de pareils accidents, pour en garantir les enfants, en n'exerçant pas sur eux ces pernicieuses manœuvres.

SIXIÈME CLASSE.

Intelligence, sensations et passions de l'enfance.

De la bonne direction imprimée à l'exercice des sens, chez l'enfant, dépend, en grande partie, l'heureux développement de ses facultés intellectuelles et affectives. Dès l'âge de quatre à cinq mois, l'enfant commence à éprouver des sensations qu'il n'apprécie pas cependant; à l'âge de trois ou quatre ans, il forme déjà quelques raisonnements. Il ne faut pas assujétir trop tôt un enfant à des études soutenues, ce qui pourrait nuire à son développement corporel et à son intelligence. Aux questions qu'il adresse, il faut faire des réponses brèves, bien exactes, dans les termes les plus convenables et le mieux à sa portée. Il ne faut pas trop pousser les dispositions d'une intelligence qui se montre précoce; toutefois on peut presser, stimuler celle d'un enfant bien constitué qui annonce un esprit lourd, lent et inerte. On doit en même temps exercer l'esprit et le corps d'un enfant; et la meilleure éducation est celle qu'on lui donne en l'amusant.

Les maximes sont hors de la portée de l'enfance qui peut connaître seulement les objets qui frappent les sens; c'est donc de ce côté-là qu'il faut fixer son attention, pour l'habituer à en saisir les rapports et à former des jugements.

Les passions naissent aussi dans le bas âge, et des impressions de cette époque dépendent souvent tout l'avenir et le caractère de l'homme : de là, la précaution bien nécessaire de ne pas faire éprouver à l'enfance des impressions qui puissent pervertir la sensibilité. Il ne faut donc pas familiariser un enfant avec la vue d'animaux souffrants ou expirants, ni l'accoutumer à voir couler le sang : ce qui peut le rendre cruel, inhumain.

Il faut pénétrer l'enfance de cette idée, que, dans un pays libre, l'homme est tout par lui-même; qu'il ne doit dès-lors regarder les honneurs et la fortune que comme le prix des talents et de la vertu; que son rang dans la société sera celui que lui assigneront l'étendue de ses facultés intellectuelles et son mérite personnel.

La gaîté est naturelle à l'enfance; le mouvement lui est nécessaire. Si l'enfant est triste, c'est qu'il souffre; et la souffrance empêche le développement physique et moral. Il ne faut pas l'assujétir à une humiliante contrainte; et, dans ses jeux, comme dans son travail, il doit jouir de la plus grande liberté possible. Les enfants d'une même famille doiêtre élevés sans préférence aucune et avec une égale affection pour éviter tout sentiment de jalousie, de discorde, et souvent des malheurs.

Il faut éviter de faire peur aux enfants par la menace de bêtes dangereuses, ou d'êtres fantastiques, comme des revenants, des sorciers ou des voleurs.

Si un enfant craint de se rendre seul dans un lieu obscur, il faut l'y accompagner et le convaincre qu'il n'a rien à redouter. Il ne faut pas frapper les enfants: on les rend timides et haineux; on leur inspire le désir de la vengeance en même temps qu'on leur fait un caractère humilié, incapable de sentiments généreux.

On doit vacciner les enfants le plutôt possible, pour leur conserver la vie, d'abord, et pour leur éviter des mutilations ou des dégradations qui sont très-souvent le résultat de la petite vérole, dont le développement n'a pas d'époque déterminée.

L'enfance est non-seulement propre à recevoir les principes d'une bonne éducation, mais encore elle est apte à être initiée, sans rigueur, avec calme et conviction, dans les préceptes de notre religion: celle-ci, avec les sentiments de morale qu'elle inspire, place l'humanité au-dessus d'elle-même en l'élevant jusqu'à Dieu, et lui fournit un appui salutaire contre les défauts et les passions de la jeunesse.

Hygiène de l'adolescence.

Cette troisième époque de la vie de l'homme date de quatorze à vingt-cinq ans.

C'est l'âge des exercices du corps et de l'esprit, comme aussi des grandes passions, des illusions de la vie et d'une imagination fougueuse et emportée. Le physique, la grace, la beauté, et aussi toutes les facultés de l'entendement prennent leur entier développement.

Les règles de l'hygiène de cet âge sont des vêtements larges et légers; des chaussures aisées; une grande propreté en tout; des lotions au moins tous les matins avec de l'eau pure et fraîche; des repas sobres à des intervalles assez courts; un sommeil suffisant, mais pas d'une trop longue durée, et dans des lits plutôt durs que mous; des exercices proportionnés à la vigueur et à la constitution individuelle, tels que la marche, la course, l'escrime, la paume, les barres, le mail, l'équitation et surtout la natation.

Il faut éviter les propos indécents devant l'âge de la puberté, et interdire toutes gravures et livres licencieux; déterminer des occupations intellectuelles bien ordonnées, des exercices relatifs bien dirigés, des distractions agréables pour passe-temps, une nourriture assez substantielle et non excitante, de l'eau pure pour boisson avec un peu de vin pour les constitutions faibles; point de liqueurs échauffantes, ni thé, ni café. Une surveillance active sans importunité ni affectation vaut mieux pour arriver à une bonne éducation, que toutes les dissertations possibles sur les dangers d'une imagination déréglée.

L'âge adulte ou viril est la quatrième époque de la vie de l'homme. Nous n'y reviendrons pas, parce que tous les préceptes que nous avons donnés et que nous avons fait longuement connaître en traitant de l'hygiène privée, n'ont en vue que l'homme de cet âge, parvenu à son état de parfaite virilité.

Hygiène des vieillards.

Les vieillards devraient habiter un lieu un peu élevé pour respirer un air pur et sec, à l'abri d'un soleil trop ardent en été, et d'un facile accès en hiver.

L'insolation peut leur être nécessaire. Il faut entendre par insolation, l'exposition au soleil dans l'intention de se réchauffer: elle convient, non-seulement à la vieillesse, mais aussi aux êtres faibles et cacochimes, c'est-à-dire à humeurs froides ou lymphatiques; elle est salutaire aux ouvriers retenus par leurs travaux dans des lieux froids, bas, humides, ou exposés au mauvais temps. Ces hommes se font remarquer ordinairement par un teint pâle, blafard, plombé, bouffi, indices trop certains de l'indigence souffreteuse.

Mais, dans l'usage qu'il faut faire de l'insolation, on doit éviter son action trop soutenue sur la tête, comme pouvant devenir cause d'accidents très-graves et même de mort. L'active jeunesse, la force, la vigueur, les tempéraments athlétiques, sanguins et bilieux doivent, pour les mêmes raisons, s'abstenir d'une trop longue insolation. La chaleur artificielle doit suppléer à la naturelle, généralement en défaut chez le vieillard.

Les vêtements de laine sont nécessaires à la vieillesse; elle doit en porter immédiatement sur la peau. Les bains légèrement chauds, peu fréquents et pas de longue durée, peuvent lui être très-utiles, et les frictions sèches encore d'avantage.

Le vieillard doit être sobre dans ses repas, et les prendre un peu plus souvent, pour ne pas trop manger à la fois : les viandes blanches lui conviennent ainsi que les poissons de rivière, les œufs frais, les légumes verts et les plantes potagères; mais il doit s'abstenir de légumes farineux secs, de ragoûts et de mets excitants. Tous les fruits doivent être pris avec réserve; et, comme les dents manquent généralement aux vieillards, ils doivent faire choix d'aliments de facile digestion; le lait leur est peu favorable; ils doivent être très-sobres sur l'usage du vin ; il est faux et dangereux en même temps, d'insinuer que cette boisson est le lait de la vieillesse. Le café peut leur être utile, mais toutes les liqueurs spiritueuses leur sont contraires.

C'est dans la vieillesse surtout qu'il faut soigneusement veiller à ce que les fonctions de sécrétion et d'excrétion s'accomplissent conformément aux vœux de la nature : c'est de leur régularité que dépendent, en grande partie, le bien-être général et le maintien de la santé. La sueur, l'acte qui complète les digestions, et l'émission des urines particulièrement, n'admettent pas de négligence sans s'exposer à souffrir cruellement par le fait de maladies incurables à cet âge.

Le vieillard ne doit ni se purger ni se faire saigner, sans une nécessité reconnue par un homme de l'art : l'incontinence doit lui causer une mort prochaine.

Le vieillard a besoin de sommeil, et de repos principalement : son lit doit être un peu mou et ses couvertures chaudes, sa tête toujours élevée et fraîche, et ses pieds chauds ; il ne doit pas dormir immédiatement après le repas, et doit manger très-peu dans celui du soir.

L'exercice serait plus nécessaire à la vieillesse qu'aux autres époques de la vie, mais les forces épuisées s'y refusent ordinairement : le vieillard doit cependant agir autant qu'il le pourra. Arrivé au terme de ses facultés locomotrices, le mouvement du cheval lui serait infiniment salutaire, s'il pouvait en user ; mais il lui reste encore la ressource des voitures.

Arrivé à soixante ans, l'homme doit éviter toute forte contention de l'esprit ; se maintenir dans un état calme, et ne livrer son ame qu'à de douces émotions ;

mettre un terme à toutes les violentes passions qui usent promptement la vie ; souffrir avec une résignation toute philosophique les infirmités qui accompagnent ordinairement la vieillesse ; et se tenir dans une paix parfaite avec sa conscience, pour n'être pas tourmenté par les craintes de la mort.

Nous ne dirons rien sur les règles de l'hygiène concernant les *tempéraments* et les *idiosyncrasies* des vieillards, parce que celles qu'on peut leur appliquer sont dans un parfait rapport avec celles qui appartiennent aux autres périodes de la vie de l'homme, et que ce serait alors se répéter inutilement ; mais nous terminerons par quelques préceptes hygiéniques applicables aux diverses professions.

Toutes les professions entraînent avec elles un principe destructeur de l'existence de ceux qui les exercent ; ainsi les personnes employées au rouissage du chanvre et du lin, et au dessèchement des marais, doivent être sobres et propres en même temps ; un régime substantiel avec du vin ou un peu d'eau-de-vie, leur est convenable ; elles doivent toujours tourner le dos au vent, pour être moins exposées aux vapeurs qui se dégagent pendant leur opération. Il serait bien qu'elles rinçassent leur bouche avec de l'eau fraîche à laquelle on pourrait ajouter un peu d'eau-de-vie plutôt que du vinaigre ; que, de distance en distance, elles établissent des feux pour se sécher, et qu'elles ne reprissent jamais des vêtements mouillés.

Les professions sédentaires sont l'occasion d'une foule de maladies : d'abord, par le défaut d'exercice en plein air; par l'insalubrité des ateliers ou des habitations, ou des matières qu'on y travaille, ou bien encore par les attitudes plus ou moins gênantes que les ouvriers sont obligés de prendre dans leurs travaux. En général, les hommes de diverses professions ont besoin d'une nourriture substantielle, et pas trop abondante : l'usage du vin ou d'un peu d'eau-de-vie avec de l'eau, leur est nécessaire selon que les professions tendent à débiliter. Il dépend généralement des ouvriers de modifier les positions défectueuses attachées aux professions qu'ils exercent. Il faut, autant que possible, veiller à l'assainissement des ateliers, et les disposer de manière à ce que l'air s'y renouvelle facilement, et que le soleil y pénètre s'il est possible. Les ouvriers sédentaires, ainsi que les hommes de cabinet, devraient contracter l'habitude de faire de l'exercice au grand air avant et après leurs travaux; en outre, les hommes de lettres et de bureau ne devraient écrire que sur des tables élevées, qui les forceraient à se tenir debout.

Les hommes des champs, exposés à toutes les variations atmosphériques, devraient interrompre leur travail à l'heure où le soleil est trop ardent, et avoir des chapeaux de paille à larges bords. Les mauvais fruits et l'eau de mauvaise qualité nuisent beaucoup à ces hommes de peine; ils devraient s'abstenir des premiers, et ne boire que de l'eau philtrée à travers le charbon, ou renfermée dans des vases de bois charbonné; ou bien, corriger l'eau avec du vin ou un peu d'eau-de-vie, qui sont plus salutaires que le vinaigre, lequel occasionne souvent des coliques. Une bonne nourriture, moitié végétale et moitié animale, leur serait également nécessaire; car, de tous les travailleurs, ils sont ceux dont la vie s'use le plus vite. Les hommes qui s'occupent des productions de la terre, classe de la société aussi utile que laborieuse, devraient être initiés dans l'usage de la petite bière ou bière économique (1). Cette boisson est agréable; elle

(1) On met dans une chaudière 5 kil. de pain d'orge en poudre grossière; on verse dessus 50 kil. d'eau dans laquelle on a fait bouillir avant 375 grammes de houblon, une poignée de coriandre et autant de bois de genièvre. On chauffe à 80°. Après vingt à trente minutes, on retire le vase de dessus le feu; on mêle le liquide encore chaud avec 30 kil. d'eau froide dans laquelle on a délayé 1/2 kil. de levûre de bière; on introduit le tout dans un tonneau juste de la contenance, que l'on place dans un lieu dont la température soit de 18 à 25°. La fermentation s'établit au bout de quelques heures. On tient le tonneau constamment plein jusqu'à la bonde en remplaçant par de l'eau le liquide qui sort en écume. Lorsque la fermentation est arrêtée, on met en bouteille.

Le pain d'orge se prépare en délayant 1/2 kilog. de farine d'orge germée dans 2 kil. d'eau tiède, incorporant à ce mélange 4 kil. 1/2 de farine d'orge ordinaire, formant une pâte que l'on divise en galette que l'on fait immédiatement dessécher sur le four d'un boulanger ou à l'étuve, de manière à pouvoir le pulvériser. — Cette bière revient à 2 centimes 27 millièmes le litre.

GODART.

rafraîchit en même temps qu'elle est nourrissante; elle n'a pas les inconvénients du vin, de l'eau-de-vie et du vinaigre surtout ajoutés à l'eau. Par ce moyen, l'eau serait remplacée avec avantage dans le besoin de se désaltérer, puisque la plus pure, par sa crudité et par sa température froide dans des temps très-chauds, peut occasionner des maladies de la plus haute gravité, et même la mort subite.

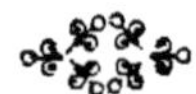

INSTRUCTION SOMMAIRE

SUR LES ASPHIXIBS EN GÉNÉRAL, ET SUR LES SECOURS QU'ELLES RÉCLAMENT.

L'asphixie est l'absence accidentelle de tous les signes de la vie : il y a suspension de la respiration, de la circulation et de toutes les facultés de l'intelligence ; en un mot, il y a apparence réelle de mort.

Les asphixies les plus fréquentes sont dues à des causes physiques comme la submersion, la pendaison ou la strangulation ; celles produites par des corps étrangers arrêtés dans l'œsophage ; par l'excès de la chaleur ou l'extrême rigueur du froid ; on y comprend aussi l'asphixie des nouveaux-nés. Il est un autre ordre d'asphixies, résultat de phénomènes chimiques qui dénaturent l'air, comme dans les grandes réunions d'hommes ou d'animaux renfermés dans des lieux sans communication suffisante avec l'extérieur ; celles dues aux émanations délétères des fosses d'aisances, des citernes, des puits, des égouts et des marais ; ou bien encore celles produites par les vapeurs du charbon, et tout ce qui dégage le gaz acide carbonique en grande quantité : comme les fours à chaux, le raisin en cuve, le vin et autres liqueurs en fermentation; les plantes à odeurs fortes et pénétrantes, ainsi que les lumières artificielles dans des appartements clos où l'air ne se renouvelle pas; enfin, la détonation de la foudre quand elle ne donne pas instantanément la mort.

EXPOSITION DES PREMIERS SECOURS A DONNER AUX ASPHIXIÉS.

Asphixie par submersion.

Ce n'est point par l'introduction de l'eau dans le corps, comme le croyaient les anciens et que se le figure encore le commun des hommes, qu'un noyé s'asphixie ou cesse de vivre; mais bien parce qu'il y a interception de l'air dans les poumons, et que, dès-lors, il y a empêchement à la régénération du sang, d'où forcément l'asphixie. Il y a plus : c'est que, tant qu'il n'y a pas mort réelle, l'eau ne peut pénétrer ni dans les poumons, ni dans l'estomac, parce que les muscles du larynx et du pharynx se contractent violemment, et lui opposent ainsi un obstacle certain : ce n'est que lorsque la vie est complètement éteinte. Alors le relachement des parties amène la cessation des spasmes et des contractions musculaires; et, dans ce cas, l'eau, à la rigueur, pourrait y pénétrer en vertu des lois de la pesanteur; et encore, les recherches multipliées faites sur les cadavres des noyés ont démontré qu'il y avait infiniment peu ou point d'eau dans les poumons et dans l'estomac : découverte qui a donné lieu à une règle importante et invariable aujourd'hui, c'est qu'il ne faut point imiter la pratique des anciens, ni céder au préjugé populaire qui veut que l'on suspende les noyés par les pieds pour leur faire rejeter l'eau qu'on suppose être la cause de l'asphixie; et notez que ce procédé n'est pas seulement superflu, mais encore qu'il est dangereux en ce qu'il peut être cause d'apoplexie, déjà imminente chez les submergés.

Quand on a retiré quelqu'un de l'eau, il faut, en premier lieu, s'assurer qu'il n'existe pas de plaie ou tout autre accident qui ait pu donner la mort, et qu'il y a chance de retour à la vie.

Dans ce cas, il ne faut pas perdre de temps pour lui prodiguer les secours sur les lieux mêmes, s'il est possible.

On doit avec promptitude et précaution enlever les vêtements mouillés ou seulement humides au noyé, et même les couper s'il fallait faire de grands efforts pour l'en dépouiller.

Il ne faut pas lui imprimer de violentes secousses, comme cela se pratiquait jadis; ce procédé n'a rien que de nuisible.

Il sera placé sur un lit froid et sec, incliné de manière à ce que la tête et les épaules soient beaucoup plus élevées que les pieds; et quand le moment de le chauffer sera venu, il ne faudra le faire qu'avec une prudente et graduelle réserve, une conduite opposée pouvant être très-préjudiciable.

Il faudra sur-le-champ faire des frictions sèches avec la main libre, ou bien armée de flanelles ou d'une brosse douce, en commençant par le corps, pour finir successivement par les membres. Après un certain temps de ces frictions, on y ajoutera quelque liqueur spiritueuse, comme le vinaigre, l'eau-de-vie pure ou camphrée, celle de lavandes, l'eau de cologne ou autre de même nature.

Plus tard, on appliquera des vessies à demi-remplies d'eau chaude sur les régions du cœur et de l'estomac, et on mettra des briques chaudes contre la plante des pieds; on chatouillera les lèvres et l'intérieur des narines avec les barbes d'une plume; on promènera de temps en temps de l'ammoniaque liquide sous le nez, en évitant de l'y laisser reposer trop longuement; à son défaut, on aura recours à la vapeur du souffre, à l'aide d'allumettes, en observant la même précaution.

On ne mettra aucun liquide dans la bouche d'un noyé avant le rétablissement de la respiration : il pourrait s'introduire dans les voies aériennes, et y devenir cause nouvelle d'asphixie; mais le moment venu, on fera prendre un peu de vin ou d'eau-de-vie mitigée.

Les demi-lavements irritants sont une précieuse ressource en pareil évènement. On les composera d'eau froide et de trois ou quatre cuillerées de sel, ou bien avec un quart ou un tiers de bon vinaigre.

Le tabac, jadis obligé, sera obstinément repoussé, n'importe sous quelle forme ; sa qualité stupéfiante le rend plus propre à favoriser l'asphixie qu'à la combattre.

L'insuflation de l'air dans les poumons, au contraire, est un puissant moyen. On la fait ordinairement avec la bouche; mais un soufflet serait plus hygiénique, parce que l'air en serait plus pur. Si on se sert de cet instrument, il faut le faire avec un bien grand ménagement pour éviter de distendre violemment et outre mesure les organes de la respiration, qui pourraient en être déchirés. On pousse très-légèrement de l'air dans les poumons, par l'une des narines ou par la bouche même; on comprime ensuite les parois de la poitrine et du ventre, pour chasser cet air que l'on vient d'introduire. On fait cette manœuvre alternativement plusieurs fois de suite, ce qui établit une respiration artificielle, qui peut remettre la naturelle en jeu.

L'électricité serait également un puissant moyen de succès; mais on est rarement à portée d'en faire l'application.

Si, après plusieurs heures de l'emploi de ces divers procédés, le noyé n'est pas revenu à la vie, et si le visage se montre gonflé, de couleur bleue ou noire, que les yeux soient brillants, les membres flexibles et la peau chaude, il faut le saigner au pied, et mieux encore au cou, à cause de l'engorgement des vaisseaux du cerveau.

Un grand courage et une patience à toute épreuve sont de rigueur dans celui qui est appelé à secourir un noyé; car on en a vu récupérer la vie après huit ou dix heures et plus de l'emploi des moyens qui précèdent.

On est prévenu de cet heureux résultat, par des frémissements et de légers mouvements des muscles de la face, et aussi des paupières; par une petite rougeur des lèvres et des joues; par un gargouillement qui se fait entendre dans les intestins; enfin par quelques rares et légers soupirs qui commencent à se manifester : c'est alors le cas de redoubler d'efforts et de persistance.

Asphixie par la strangulation.

Dans le cas d'asphixie par la pendaison ou la strangulation, si le lien est resté en place, il faut se hâter de l'enlever, et faire immédiatement une saignée du pied ou de la jugulaire pour détruire la congestion cérébrale. Cela fait, on se conduit comme pour les submergés.

Asphixie par le froid.

Lorsque l'on est appelé à secourir un asphixié de cette espèce, il faut bien se garder de lui donner subitement de la chaleur. Il faut lui ôter ses habits d'abord, et le placer sur une couche de neige, si on est dans la saison, et l'en frictionner sur tout le corps et les membres. A défaut de neige, on le met dans un bain froid dans lequel on le frictionne avec force. Après un temps plus ou moins long de cette manœuvre, on élève la température du bain avec de l'eau tiède et graduellement, avec une sage lenteur. Quand l'individu commence à se réchauffer, on le retire du bain pour le placer sur un lit froid et sec, pour mettre à l'instant en usage les procédés indiqués dans l'asphixie par submersion. Ce genre d'asphixie réclame plus de persistance dans les procédés que les autres, car on a vu des individus, dans ce cas, ne revenir à la vie qu'après vingt-quatre heures.

Asphixie par les exhalaisons des fosses d'aisances, des puits, des citernes, des égouts et des marais.

Les cureurs de puits, d'égouts, de citernes et les vidangeurs surtout ont beaucoup de précautions à prendre pour exercer leur pénible et bien dangereuse industrie. Ils ne doivent point commencer leurs travaux immédiatement après un orage, parce que les émanations de ces lieux sont bien plus redoutables à cette époque.

Avant de descendre dans les puits, les fosses et les citernes, il faut s'y faire précéder d'une chandelle allumée, jusqu'à la surface des matières à extraire. Si elle ne s'éteint pas, on la retire, et, à l'aide d'une perche ou d'un poids attaché à une corde, ou tout autre procédé, on remue, on agite fortement les immondices, dans toute leur profondeur. On y descend la chandelle de nouveau, et, si à cette deuxième épreuve elle reste allumée, on peut espérer qu'il n'y aura pas de danger à courir. Ce résultat, cependant, quoique rassurant, n'est pas une raison suffisante pour se dispenser des moyens de se mettre à l'abri des exhalaisons délétères qui émanent de ces lieux.

Toutefois, lorsque, par négligence ou par cas fortuit, il arrive une asphixie de cette nature, on s'empresse de placer l'asphixié dans un air libre et pur; on lui fait des aspersions avec de l'eau froide dans laquelle on met du vinaigre; on fait dégager du chlore à l'entour du malade, et on lui en fait passer rapidement sous les narines. Si l'individu peut avaler, on le fait vomir en lui faisant prendre 10 ou 15 centigrammes d'émétique dans un peu d'eau, et, à son défaut, on lui donne une verrée d'huile fine. On se conforme ensuite à la marche tracée pour les asphixiés par submersion.

Asphixie par la vapeur du charbon.

Avec intention ou par mégarde, il arrive fréquemment que des personnes s'asphixient avec la vapeur du charbon en combustion.

Les secours à administrer en pareille circonstance sont : l'exposition au grand air froid; les aspersions sur tout le corps avec de l'eau froide vinaigrée. Mais une remarque importante à faire, c'est que, dans ce cas-ci, les vomitifs ne conviennent nullement, à cause de la congestion cérébrale; tandis que les lavements froids, irritants et purgatifs, sont d'une grande utilité. Le malade sera mis sur un lit libre de tout obstacle, pour que l'air puisse le frapper dans tous les sens. Les procédés subséquents sont ceux de la submersion.

Règle générale : Les asphixies occasionnées par les vapeurs des fours à chaux, du raisin en cuve, des vins ou autres liqueurs en fermentation, des marais, des mines de charbon, ou bien par le défaut d'air respirable, par l'excès de la chaleur, et par la détonation de la foudre, réclament les mêmes secours et les mêmes soins que ceux indiqués pour l'asphixie par le charbon en combustion.

Asphixie des nouveaux-nés.

Très-fréquemment, des enfants viennent au monde asphixiés et périssent, dans les campagnes surtout, faute de savoir distinguer cet état de la mort réelle. C'est donc un devoir sacré de l'humanité de veiller à ce que de petits êtres qu'on peut retenir à la vie, ne soient pas enterrés non encore morts.

Lorsque les enfants naissent à la suite d'un accouchement long et laborieux ; que les mères ont fait de grandes pertes de sang dans l'œuvre de l'enfantement, que le cordon ombilical a souffert une compression trop prolongée, ils peuvent naître asphixiés. Dans un tel évènement, les enfants se montrent pâles, livides, les chairs flasques, les membres souples et sans mouvement ; ils n'ont ni pouls ni respiration, et offrent une image parfaite de la mort. Eh ! bien, à moins qu'une putréfaction évidente ne se manifeste, il faut toujours considérer le nouveau-né dans cette condition comme n'étant qu'asphixié.

Dans cette conjoncture, la présence d'un médecin serait nécessaire ; mais, comme il y aurait péril à l'attendre trop long-temps peut-être, il faut sur-le-champ s'assurer si le placenta (1) est encore intact dans le sein de la mère ; s'il n'y a pas d'hémorragie, et si le cordon ombilical fait sentir des pulsations. Dans de telles circonstances, il ne faut pas se hâter de le couper, parce qu'il est probable que le rétablissement de la circulation de la mère à l'enfant rappellera ce dernier à la vie, à l'aide de quelques secours. Il faut encore ne pas se presser de le couper, lorsqu'on aura été dans l'obligation d'administrer le seigle ergoté à haute dose pour terminer l'accouchement, parce qu'on

---

(1) On appelle placenta, l'ensemble des membranes qui servent d'enveloppe au fœtus, et qui, à l'aide du cordon, établit la communication de la mère à l'enfant.

INSTRUCTION SOMMAIRE

SUR LES ASPHIXIES EN GÉNÉRAL, ET SUR LES SECOURS QU'ELLES RÉCLAMENT.

L'asphixie est l'absence accidentelle de tous les signes de la vie : il y a suspension de la respiration, de la circulation et de toutes les facultés de l'intelligence ; en un mot, il y a apparence réelle de mort.

Les asphixies les plus fréquentes sont dues à des causes physiques comme la submersion, la pendaison ou la strangulation ; celles produites par des corps étrangers arrêtés dans l'œsophage ; par l'excès de la chaleur ou l'extrême rigueur du froid ; on y comprend aussi l'asphixie des nouveaux-nés. Il est un autre ordre d'asphixies, résultat de phénomènes chimiques qui dénaturent l'air, comme dans les grandes réunions d'hommes ou d'animaux renfermés dans des lieux sans communication suffisante avec l'extérieur ; celles dues aux émanations délétères des fosses d'aisances, des citernes, des puits, des égouts et des marais ; ou bien encore celles produites par les vapeurs du charbon, et tout ce qui dégage le gaz acide carbonique en grande quantité : comme les fours à chaux, le raisin en cuve, le vin et autres liqueurs en fermentation; les plantes à odeurs fortes et pénétrantes, ainsi que les lumières artificielles dans des appartements clos où l'air ne se renouvelle pas; enfin, la détonation de la foudre quand elle ne donne pas instantanément la mort.

EXPOSITION DES PREMIERS SECOURS A DONNER AUX ASPHIXIÉS.

Asphixie par submersion.

Ce n'est point par l'introduction de l'eau dans le corps, comme le croyaient les anciens et que se le figure encore le commun des hommes, qu'un noyé s'asphixie ou cesse de vivre; mais bien parce qu'il y a interception de l'air dans les poumons, et que, dès-lors, il y a empêchement à la régénération du sang, d'où forcément l'asphixie. Il y a plus : c'est que, tant qu'il n'y a pas mort réelle, l'eau ne peut pénétrer ni dans les poumons, ni dans l'estomac, parce que les muscles du larynx et du pharynx se contractent violemment, et lui opposent ainsi un obstacle certain : ce n'est que lorsque la vie est complètement éteinte. Alors le relachement des parties amène la cessation des spasmes et des contractions musculaires; et, dans ce cas, l'eau, à la rigueur, pourrait y pénétrer en vertu des lois de la pesanteur; et encore, miner la bouche de l'individu, et voir si, sur les côtés du frein de la langue, il n'existe pas quelques petits boutons, gros comme des grains de millet et plus, et, dans ce cas, les exciser le plus près possible de leur base avec des ciseaux recourbés sur leur plat, pour en faire écouler le fluide blanc et limpide comme la lymphe qu'ils contiennent ; on fait immédiatement rincer la bouche à plusieurs reprises avec de l'eau acidulée, et on cautérise ensuite les petites plaies avec de l'azotate d'argent ou pierre infernale taillée en forme de crayon.

Ces boutons ont reçu le nom de *lysses :* on prétend qu'ils sont le fait du virus rabifique absorbé, qui s'est porté vers cette partie ; et que, en les détruisant ainsi tous à mesure qu'ils se forment, on empêche ce virus d'être reporté sur les centres nerveux, et que l'on prévient, par ce procédé, le développement de la rage. On cite des cas de réussite par ce moyen; mais il n'est donné qu'à l'expérience d'en justifier la réalité.

De la vipère et de son venin.

On ne connaît que deux espèces de serpents en France : la couleuvre et la vipère. La première est sans intérêt pour nous, parce que, n'étant pas vénéneuse, sa morsure est sans danger. Nous n'avons donc à nous occuper que de la seconde. La vipère, du mot latin *vipera,* diminutif de *viviparus* ou vivipare en français, se dit des animaux qui donnent le jour à leurs produits tous vivants.

La vipère est petite, effilée; ele attelint rarement la longueur de 60 centimètres, et l'épaisseur de 27 millimètres. Elle a une couleur d'un gris roussâtre ou bleuâtre. On remarque sur son corps des taches noires ou des bandes de cette nuance en forme de zigzac; sa tête est aplatie, plus large à sa base que le corps, quelquefois empreinte d'une tache d'un beau blanc, ou bien ayant un collier de même couleur. La vipère a les yeux vifs, l'iris rouge, et la prunelle ou pupille noire; sa langue est molle, non vénéneuse, ordinairement fourchue ou sous forme de trident ressemblant à un dard par son mouvement. Comme la plupart des serpents, cet animal change deux fois de peau dans l'année. Il reste engourdi pendant six mois, particulièrement dans l'hiver, sous des pierres ou des souches, et non dans des trous, ainsi que la couleuvre; celle-ci préfère les lieux humides, le long des mares et des rivières, tandis que la vipère habite les cotaux boisés, secs, et aussi les bruyères exposées au levant; elle se plaît surtout dans les endroits arides et pierreux.

La vipère sort de sa retraite, le printemps, entre neuf et dix heures du matin, et y rentre vers les trois heures; on n'en trouve plus guère passé, le mois de juin.

Cet animal cherche à s'évader quand on le rencontre, et ce n'est que lorsqu'on met obstacle à sa fuite, qu'il fait usage de ses armes; alors il se refrappe de terreur l'ame la plus stoïque, et fait vivement sentir l'impérieuse nécessité d'ajouter à l'enseignement des écoles normales la connaissance des moyens à l'aide desquels on peut prévenir de semblables calamités.

NOTICE ÉLÉMENTAIRE

Sur la rage et sur les moyens de la prévenir.

Le mot rage vient du terme latin *rabies,* qui veut dire transport furieux, emportement violent. En effet, la rage est une maladie nerveuse qui se développe spontanément chez certains animaux, le loup et le chien particulièrement; elle les rend offensivement furieux; et, dans leurs accès, ils attaquent, terrassent et déchirent tout être qui se présente à eux.

On emploie à tort le mot *hydrophobie* pour désigner la rage. Hydrophobie est un terme composé de deux mots grecs qui veut dire *horreur de l'eau.* Il est vrai que, dans la rage, il y a généralement horreur de l'eau; mais ce caractère maladif se rencontre également dans d'autres affections nerveuses qui n'ont aucun rapport avec la rage proprement dite. La rage ne vient à l'homme que par transmission, c'est-à-dire quand elle lui a été communiquée par la morsure d'un animal enragé.

Caractères de la rage du chien.

On n'a pas de prime abord de signe certain de la rage; mais son existence se fait pressentir quand l'animal devient triste; qu'il cherche la solitude et l'obscurité, et lorsque, après avoir été assoupi et comme endormi pendant quelque temps, il s'agite et refuse de manger et de boire surtout; qu'il porte la tête basse et la queue serrée entre les jambes : voilà les indices précurseurs de la rage. Bientôt le chien quitte brusquement la maison de son maître; il s'enfuit la gueule béante, baveuse, la langue pendante et flétrie; il a les yeux brillants, hagards ou fixes, et le poil hérissé. Sa marche est tantôt ralentie et indécise, mais plus souvent précipitée. Par moments, il lui prend des accès de fureur, et dans cet état, il s'élance sur les animaux ou les hommes indistinctement, même sur son maître qu'il méconnaît, et les déchire dans tout l'excès de sa rage.

Le chien enragé n'aboie pas, mais il grogne d'une voix rauque. Les coups qu'on lui porte, ainsi que les menaces, l'irritent sans l'intimider. Les corps brillants, les couleurs éclatantes et une vive lumière produisent sur lui le même effet. Enfin, il chancelle, il succombe, et meurt ordinairement du troisième au quatrième jour. On prétend que les chiens bien portants semblent frappés de terreur, refusent le combat et s'enfuient à l'aspect de celui qui est enragé.

Le principe de la rage est dans la bave du chien. C'est en déposant cette bave dans les morsures que fait l'animal, qu'il inocule la maladie; et ce qui le prouve, c'est que, lorsque des habits interceptent la salive, la contagion ne peut s'effectuer, et la rage n'est pas communiquée.

Caractères de la rage chez l'homme.

Ce n'est guère qu'un mois après la morsure, rarement plutôt, et ordinairement du quarantième au soixantième jour que la maladie se fait pressentir, si elle doit avoir lieu.

Signes avant-coureurs.

En premier lieu, des horripilations sur tout le corps, et un malaise général; et quelquefois aussi desdouleurs dansle partie mordue. L'homme devient triste, taciturne, morose, pensif, et fuit le monde sans motif. Il a le sommeil agité pendant qu'il est assailli par des rêves sinistres, effrayants. Reveillé, il est inquiet, craintif, irascible, colère à la moindre contrariété. Ses yeux commencent à se montrer alternativement égarés ou fixes. Cet état dure un, deux, ou trois jours. Alors l'appétit se perd, et il y a grande difficulté à avaler les aliments; la soif commence à se faire vivement sentir; l'individu veut la satisfaire. L'aspect de l'eau l'étonne d'abord; cependant il la porte sur ses lèvres, mais par un mouvement subit d'une violente répulsion, il la rejète avec effroi en même temps qu'il est pris de violentes convulsions, et, dès ce moment, la rage est déclarée.

Sur-le-champ, l'homme éprouve un vif sentiment d'ardeur et de resserrement de la gorge, comme dans la strangulation ; une soif pressante avec une difficulté presque invincible d'avaler ; une aversion repoussante pour les liquides et les corps brillants, leur aspect donnant lieu aux accès de fureur immédiatement suivis de convulsions de la face, du cou et de la poitrine. La figure devient rouge et animée. On remarque une susceptibilité extrême des sens, et une difficulté convulsive dans les mouvements de la respiration. Le pouls est dur, inégal et spasmodique. La bouche se remplit de salive, ce qui force le malade à cracher à tout instant. Le besoin de mordre ne se montre pas dans l'homme. Il n'a lieu que chez les animaux qui en ont l'instinct.

Tous ces symptômes se présentent par accès plus ou moins éloignés, dans le principe ; ils se rapprochent graduellement, et finissent par donner la mort, vers le troisième ou le quatrième jour.

Jadis, l'homme en proie aux affreux tourments de la rage devenait encore victime de l'effroi qu'il inspirait à ses semblables, car on l'étouffait entre des matelas pour l'empêcher de se jeter sur autrui. Ce procédé barbare est heureusement abandonné aujourd'hui ; on le laisse mourir, ce qui est inévitable, en ne cessant pas un instant de lui prodiguer tous les soins que l'humanité commande, seule consolation du malheureux. Mais la présence d'un médecin est indispensable pour l'indication des moyens à mettre en usage.

Jusqu'à nos jours, il n'existe pas un exemple de guérison d'une rage confirmée chez l'homme! Or, c'est à en prévenir le développement que doit tendre tout traitement, et ce traitement se nomme préservatif.

Traitement préservatif.

Il est une remarque importante à faire d'abord : on met trop d'empressement à assommer un chien qui a mordu quelqu'un avant d'avoir acquis la certitude de sa rage. Il arrive de là qu'on inspire et que l'on entretient des craintes de nature à frapper l'imagination au point de donner lieu à la maladie, alors même que le chien ne serait pas enragé; en voici un exemple frappant : « Deux frères, de Montpellier, furent mordus à la même heure par un chien enragé; l'un succomba quarante jours après; et le deuxième, parti avant l'évènement, pour la Hollande, d'où il ne revint qu'au bout de 10 ans, mourut aussi enragé, ayant appris le sort tragique de son frère. »

Il faudrait donc s'emparer de l'animal qui a mordu, le mettre hors d'état de nuire et l'observer; car s'il est enragé, il doit périr dans peu de jours; et s'il guérit c'est qu'il ne l'était pas; il n'est point de meilleur préservatif pour les personnes mordues. Autre exemple de ce fait : « Un jeune homme fut mordu, égratigné par un » chat qu'il fustigea et mit à la porte. L'animal ayant » disparu, le jeune homme se figura que le chat était » enragé. Effrayé par cette idée, il fut bientôt pris de » symptômes de rage, à des intervalles assez rappro- » chés. A son dernier accès, la suffocation paraissait » imminente, lorsque le même chat se présenta à la » porte ; il fut trouvé bien portant, ce qui rassura le » malade, qui guérit sur-le-champ. »

Le traitement préservatif est presque tout local, c'est-à-dire qu'il s'applique en presque totalité sur les morsures même ; il a pour but d'en extraire ou d'y détruire le virus rabifique que l'animal y a déposé. L'application doit en être faite le plus près possible de l'accident, parce qu'un délai trop prolongé pourrait en compromettre le succès.

Lorsqu'une personne a été mordue par un animal enragé ou supposé tel, il faut lui enlever ses vêtements, et mettre dans l'eau ceux qui pourraient avoir été imprégnés de la salive de l'animal, pour éviter la contagion.

» Deux jeunes filles se rendaient à une fête : la moins » âgée fut mordue à la jambe par un petit chien ; la » peau ne fut point entamée, le bas seul fut déchiré ; » sa compagne le lui raccommoda et coupa le fil avec » ses dents. De retour chez ses parents, celle-ci ra- » conta l'évènement à sa mère qui la blâma de son » peu de précaution, parce que le chien, dit-elle,

» pouvait être enragé ; et six semaines plus tard, cette
» enfant mourut dans les tourments de la rage. »

Il faut ensuite faire saigner les plaies pour en expulser la bave, après les avoir agrandies, si elles sont profondes et étroites, avec un bistouri, une lancette, un rasoir ou tout autre instrument bien affilé ; l'urgence du cas rend tout moyen légitime ; puis faire des applications de ventouses sur les blessures mêmes, pour en obtenir le dégorgement complet. Cela fait, on lave toutes les parties endommagées, avec de l'eau simple, faute d'autre, plutôt chaude que froide : l'eau de lessive, celle de chaux, ou avec addition d'alcali. L'eau savonneuse, l'eau salée ou vinaigrée, l'eau chlorurée seraient bien mieux appropriées à la circonstance.

Pendant la mise en œuvre de ces procédés, à peu près du ressort de tout le monde, et qui exigent beaucoup de temps, il faut aller à la recherche d'un homme de l'art, capable de pousser le traitement préservatif dans toute sa rigueur, car la plus légère omission peut rendre le reste inutile.

Il faut ensuite cautériser les plaies. Il existe plusieurs ingrédients propres à cette opération : tous les acides minéraux concentrés, le nitrate acide de mercure, le nitrate d'argent ou pierre infernale, le beurre d'antimoine, la poudre à canon et le feu qui est le plus puissant et le plus fidèle de tous et que l'on dirige à volonté; mais il faut laisser le soin de ces applications à des mains exercées.

Après plusieurs heures de la cautérisation, il faut couvrir les plaies avec un large vésicatoire que l'on entretient pendant quarante ou cinquante jours.

Si les morsures étaient à la tête, il faudrait la raser pour les bien mettre à découvert et les disposer à recevoir, sans obstacle, le traitement indiqué.

Ce traitement local doit être secondé par un régime parfaitement hygiénique : beaucoup de sobriété dans le manger et le boire surtout; éviter les brusques intempéries des saisons, et particulièrement l'action du soleil sur la tête. Il faut éloigner toute affaire de nature à occasionner de vives émotions, et éviter surtout, la colère, la crainte, la frayeur, et tout ce qui pourrait donner lieu à de fortes impressions.

Si la personne était d'un tempérament sanguin, vif, impétueux, ou d'une grande susceptibilité nerveuse, elle se trouverait bien de quelques bains tempérés et de boissons rafraîchissantes, et aussi d'un exercice modéré et journalier. Il faudrait lui procurer des distractions douces et agréables, l'entourer de soins bienveillants qui ne parussent point affectés cependant; et bien se garder de lui parler d'animaux enragés.

Rien n'est à négliger dans un cas où il s'agit de la vie de l'homme; aussi ferons-nous mention d'un autre moyen préservatif encore peu connu en France, et que l'on dit souverain en Grèce et en Russie.

A dater du deuxième jour de la morsure jusqu'au quinzième ou vingtième, il faut, matin et soir, examiner la bouche de l'individu, et voir si, sur les côtés du frein de la langue, il n'existe pas quelques petits boutons, gros comme des grains de millet et plus, et, dans ce cas, les exciser le plus près possible de leur base avec des ciseaux recourbés sur leur plat, pour en faire écouler le fluide blanc et limpide comme la lymphe qu'ils contiennent; on fait immédiatement rincer la bouche à plusieurs reprises avec de l'eau acidulée, et on cautérise ensuite les petites plaies avec de l'azotate d'argent ou pierre infernale taillée en forme de crayon.

Ces boutons ont reçu le nom de *lysses :* on prétend qu'ils sont le fait du virus rabifique absorbé, qui s'est porté vers cette partie ; et que, en les détruisant ainsi tous à mesure qu'ils se forment, on empêche ce virus d'être reporté sur les centres nerveux, et que l'on prévient, par ce procédé, le développement de la rage. On cite des cas de réussite par ce moyen; mais il n'est donné qu'à l'expérience d'en justifier la réalité.

De la vipère et de son venin.

On ne connaît que deux espèces de serpents en France : la couleuvre et la vipère. La première est sans intérêt pour nous, parce que, n'étant pas vénéneuse, sa morsure est sans danger. Nous n'avons donc à nous occuper que de la seconde. La vipère, du mot latin *vipera,* diminutif de *viviparus* ou vivipare en français, se dit des animaux qui donnent le jour à leurs produits tous vivants.

La vipère est petite, effilée; ele attelint rarement la longueur de 60 centimètres, et l'épaisseur de 27 millimètres. Elle a une couleur d'un gris roussâtre ou bleuâtre. On remarque sur son corps des taches noires ou des bandes de cette nuance en forme de zigzac; sa tête est aplatie, plus large à sa base que le corps, quelquefois empreinte d'une tache d'un beau blanc, ou bien ayant un collier de même couleur. La vipère a les yeux vifs, l'iris rouge, et la prunelle ou pupille noire; sa langue est molle, non vénéneuse, ordinairement fourchue ou sous forme de trident ressemblant à un dard par son mouvement. Comme la plupart des serpents, cet animal change deux fois de peau dans l'année. Il reste engourdi pendant six mois, particulièrement dans l'hiver, sous des pierres ou des souches, et non dans des trous, ainsi que la couleuvre; celle-ci préfère les lieux humides, le long des mares et des rivières, tandis que la vipère habite les cotaux boisés, secs, et aussi les bruyères exposées au levant; elle se plaît surtout dans les endroits arides et pierreux.

La vipère sort de sa retraite, le printemps, entre neuf et dix heures du matin, et y rentre vers les trois heures; on n'en trouve plus guère passé, le mois de juin.

Cet animal cherche à s'évader quand on le rencontre, et ce n'est que lorsqu'on met obstacle à sa fuite, qu'il fait usage de ses armes; alors il se redresse sur sa queue ; il ouvre une large bouche, et, s'il est libre, il s'élance avec la rapidité d'un trait sur son ennemi et le mord.

On peut sans danger prendre la vipère par la tête, et même par la queue, parce que la conformation de ses vertèbres l'empèche de se replier vers la main qui la tient suspendue.

Elle a les machoires garnies de plusieurs rangées de petites dents non vénéneuses; mais, à la supérieure, il en existe deux plus grandes, mobiles, creuses et percées au bout : elles sont articulées sur une vésicule ou petite poche qui contient le venin. Quand l'animal mord, ces dents pressent les vésicules, et forcent ainsi le venin à s'échapper par l'ouverture pour être déposé dans les morsures.

Effets de la morsure de la vipère.

L'individu mordu par cet animal éprouve sur-le-champ un engourdissement et une douleur aiguë dans la partie blessée; celle-ci s'enfle et devient rouge d'abord, et livide ensuite.

Fréquemment, des phlyctènes, ou petites ampoules remplies d'eau, s'y forment pendant que l'enflure gagne les parties voisines. Il survient un tremblement général, des éblouissements, des douleurs de ventre vers l'ombilic, des défaillances; des nausées, des vomissements ont lieu, suivis de sueurs froides, de mouvements convulsifs, et quelquefois de délire; le pouls se fait petit, fréquent, irrégulier. Si le mal est extrême, la plaie se gangrène, et rend une sanie fétide et rougeâtre. Un relâchement général suit ces accidents, et la mort peut en être le résultat, ce qui est très-rare toutefois, si une seule vipère a mordu ; mais la terminaison ordinaire est une jaunisse de tout le corps, qui dure un bon nombre de jours, et quelquefois plusieurs semaines.

Notions élémentaires sur le traitement.

Comme pour la morsure des animaux enragés, il faut faire saigner et dégorger les plaies ; et, à cet effet, on se sert de ventouses, et, au besoin, de sangsues. On les lave ensuite avec de l'eau simple à défaut d'autres indiquées (p. 107) pour mettre immédiatement la cautérisation en usage (p. 107). Et si l'on arrive trop tard pour l'emploi de cette méthode préservative, on a recours à la poudre de Vienne ou à la potasse caustique, que l'on applique sur la plaie pour la transformer en cautère, que l'on entretient durant tout le temps des accidents. On fait, après cela, un mélange d'ammoniaque liquide, une partie sur deux d'huile d'olives, pour en frictionner tout le membre mordu, et on le plonge en même temps dans un bain émollient tiède.

A l'intérieur, on donne des boissons légèrement toniques, mais surtout les sudorifiques, et les plus puissantes, dans ce cas, sont celles dans lesquelles on ajoute quelques gouttes d'ammoniaque.

L'ignorance et le charlatanisme surtout conseillent de serrer fortement le membre au-dessus de la blessure, ou bien l'emploi de la thériaque, ou des fomentations aromatiques; comme aussi, l'application, sur la plaie, de la tête écrasée de l'animal qui a mordu ! Mais, à leur inutilité, ces procédés ajoutent l'inconvénient grave de faire négliger ou de retarder l'administration de ceux dont l'expérience de tous les temps a consacré l'efficacité.

De la piqûre des guêpes et des abeilles.

Ces insectes sont vénimeux; leur piqûre peut donner lieu à des accidents très-graves, et la mort peut en être le résultat.

Ils ont dans le ventre une petite vessie qui contient le venin; elle est surmontée d'un aiguillon en forme de tuyau, à travers lequel les insectes irrités dardent le fluide toxique dans les piqûres qu'ils font.

Ce dard, à l'extrémité libre, est muni de petits crochets renversés comme dans les hameçons, qui le retiennent dans les piqûres, et souvent la vésicule elle-même est arrachée, ce qui fait périr l'animal.

L'aiguillon ou dard long, de 4 à 5 millimètres, reste caché dans l'abdomen durant le calme et le repos; il n'en sort et ne devient offensif que dans un état de fureur de ces insectes.

Les phénomènes ordinaires de ces piqûres sont une douleur très-vive d'abord; celle de la guêpe paraît plus aiguë; viennent ensuite la rougeur et la tuméfaction. Quand les piqûres sont nombreuses, la fièvre s'allume en même temps que l'inflammation de la peau, et l'homme le plus robuste peut y succomber : cela s'est vu nombre de fois chez des personnes qui s'étaient approchées de trop près des ruches ou des guêpiers. C'est en été principalement et dans les pays méridionaux que ces fâcheux évènements sont le plus à craindre.

Une exquise impressionnabilité des individus, et aussi la nature plus ou moins sensible des parties lésées, peuvent donner à ces accidents des degrés divers d'intensité; quelques piqûres au visage, par exemple, peuvent donner lieu au gonflement et à l'infiltration immédiats de la tête, et avoir des accidents cérébraux pour résultat.

Traitement.

Le topique le mieux approprié est l'eau à la glace, et pour plus d'efficacité, il serait bien d'y faire dissoudre un peu de sel commun.

Toutefois, le procédé le plus direct pour s'opposer aux suites fâcheuses des piqûres, c'est l'extraction du dard de la plaie, ce qui n'est pas toujours facile. Il a été dit plus haut que quelquefois la vésicule est entraînée avec l'aiguillon : alors il faut couper celui-ci à sa base, enlever le reste ensuite à l'aide d'une épingle, comme on ferait pour l'extraction d'une épine, et revenir aussitôt aux lotions indiquées, ou bien leur substituer des onctions avec de l'huile ammoniacée. — A l'intérieur, on administre de l'eau sucrée froide dans laquelle on met quelques gouttes d'ammoniaque. — Si les accidents étaient très-violents, ou bien si la tête paraissait participer à l'affection, il faudrait avoir recours à un vomitif comme le plus précieux des révulsifs en pareille circonstance.

Messieurs les Élèves Maîtres,

Dans tous ces accidents hors de l'ordre commun, il n'est pas de médicament un peu famé, pas de préparation de quelque énergie, pas de choses cachées tenant du merveilleux, pas de préjugé, pas d'idées superstitieuses plus ou moins outrageantes pour la raison, qui n'aient offert leur tribut d'inutilité et trop souvent de dommage. Mais c'est contre la rage surtout et contre le venin des animaux que tout l'art du charlatanisme et du sortilége ont été déployés.

Toutefois, soyez convaincus que la vérité n'a qu'un langage; qu'elle aime la lumière et se montre au grand jour. L'imposture, mystérieuse au contraire, ne peut exister que dans les ténèbres, et ne sert qu'à faire des dupes. Réfléchissez donc, et faites usage de votre bon sens pour flétrir toute promesse tendant à faire croire qu'il est des personnes capables d'actes surnaturels. A Dieu seul appartient cette puissance!

Et, une fois pour toutes, soyez bien persuadés qu'il n'y a ni devins ni sorciers dans ce bas monde, et que nul mortel n'est en possession des secrets de la nature. Rappelez-vous aussi que l'hygiène est une science neuve pour ainsi-dire, et presqu'entièrement ignorée encore, dans les campagnes surtout; que son importance est telle cependant, qu'elle doit puissamment contribuer au perfectionnement physique et moral de l'espèce humaine, et à son bien-être par conséquent; que, dès-lors, vous vous rendriez coupables envers la société si, dans l'honorable mission qui vous sera confiée, vous négligiez d'en propager les bienveillantes et salutaires maximes.

FIN.

ERRATA.

Page 29, ligne 12me, *osmasome,* lisez : *osmazôme.*
Page 35, ligne 20me, gérofle, *lisez :* girofle.

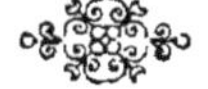

TABLE
DES MATIÈRES

Pag.

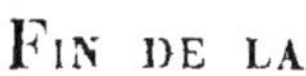

FIN DE LA TABLE.

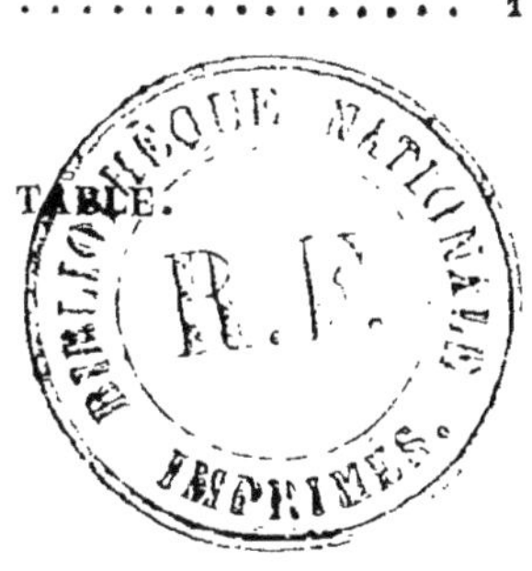

tion : elle ne fut pas plutôt auprès de lui, qu'après avoir tenu quelques propos galants avec cette femme, ils se livrèrent à des actes de lubricité. Dans ce même moment arriva Louis Ousset et les surprit en flagrant délit. Il maltraita d'abord sa femme, et de suite après se mit à la poursuite de l'accusé *Jean Pouy*, qui s'était sauvé à la cour attenante à la maison dudit Ousset. Ousset n'eut pas fait une vingtaine de pas que l'accusé *Pouy*, qui était caché dans le jardin, lui tira un coup de fusil, à bout portant, et lui fit une large blessure qui l'étendit raide mort. — L'accusé *Pouy* fut arrêté et fut interrogé quelques instants après; il nia toujours sa culpabilité : mais les nombreux témoins entendus prouvèrent jusqu'à l'évidence que l'accusé *Pouy* était le seul coupable de cet horrible assassinat.

Par arrêt de la Cour d'Assises du département des Hautes-Pyrénées en date du 13 mars 1839, le nommé *Jean Pouy, ex-huissier, laboureur*, de la commune de Bize-Nistos, a été condamné à la peine de *travaux forcés à perpétuité* et à *être exposé pendant une heure* sur *la place du marché de la ville de Lannemezan, marché le plus voisin du domicile dudit Pouy*, comme auteur de l'assassinat commis avec une arme à feu, sur la personne du nommé Louis Ousset, de Bize-Nistos.

COMPLAINTE

Sur un assassinat commis par le nommé Pouy, *ex-huissie demeurant à Bize-Nistos, sur la personne du sieur* Ouss (Louis), *de la même commune.*

Bize-Nistos, triste contrée!
Le sang coulera donc toujours!
Non, non, l'étoile désirée
Te ramène enfin d'heureux jours :
Pour toi la tempête est passée;
Partout renaît le doux repos;
Contre l'assassin courroucée,
Thémis a rouvert ses cachots.

Entends-tu, Pouy, quelle allégresse
Ton départ fait naître au hameau?
Mais hélas! parmi tant d'ivresse,
Vois-tu pleurer sur un tombeau!..
Malheureux! une femme appelle
Sur toi le céleste courroux :
[illegible] ta main cruelle

Mais, malgré l'ardeur qui t'anim
Du soleil craignant la clarté,
Dans la nuit en cachant ton crim
Tu prétends à l'impunité!

Vain espoir! de la Providenc
Tel n'était pas l'ordre arrêté :
De la nuit rompant le silence,
Un cri vers le ciel est monté :
Il t'accuse, et dès l'instant mê
De tes forfaits fermant le cou
D'un Dieu la justice suprême
Aux tiens t'arrache pour touj

Lâche assassin, ame perfi
De la prison où tu gémis,
Jette sans cesse un œil humid
Sur les forfaits que tu commi

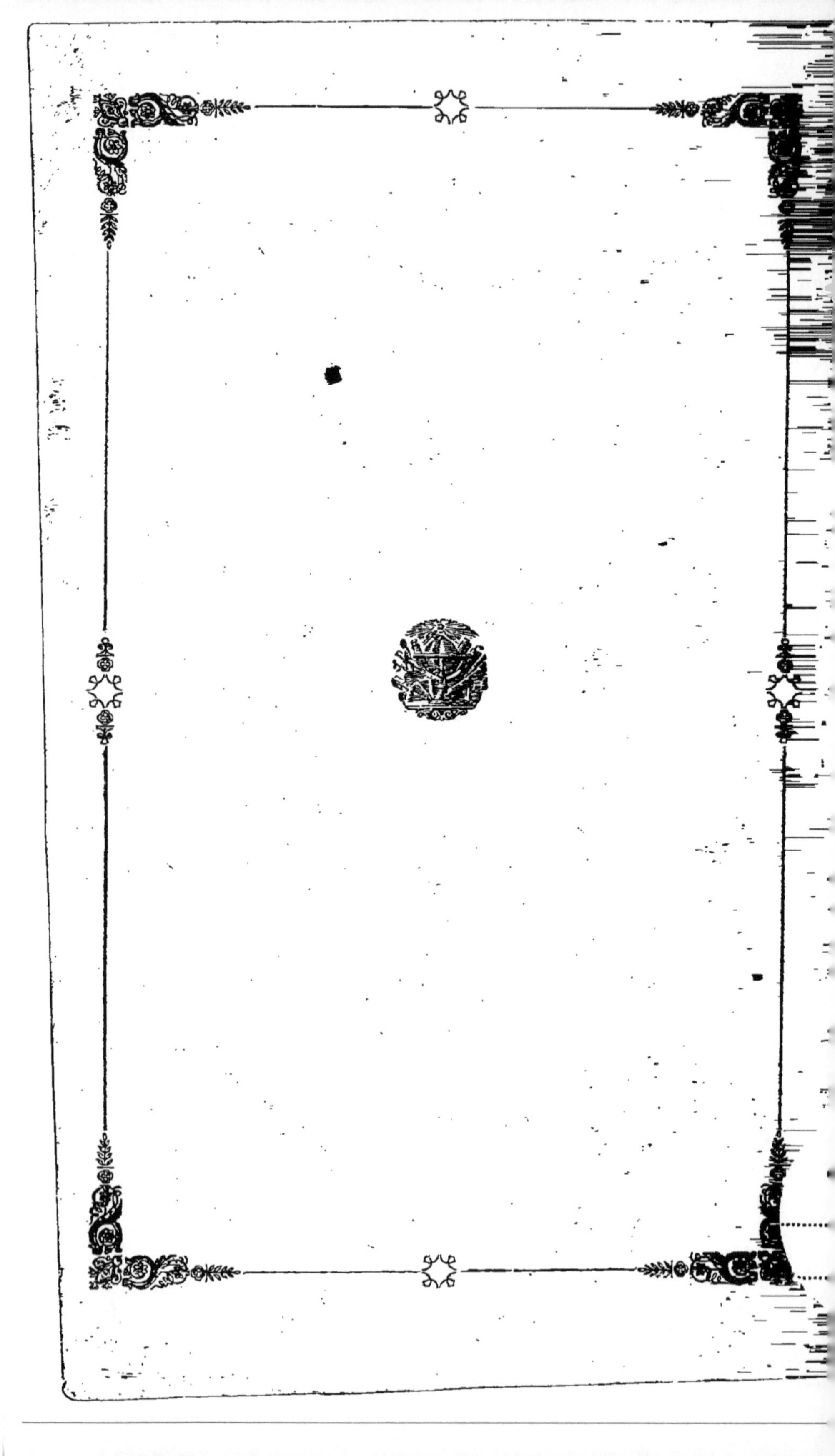

www.ingramcontent.com/pod-product-compliance
Ingram Content Group UK Ltd.
Pitfield, Milton Keynes, MK11 3LW, UK
UKHW020152200726
13856UKWH00003B/964

9 782011 7447